M. Soyka

Alkoholismus

D1729912

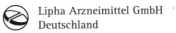

Alkoholismus

Eine Krankheit und ihre Therapie

Von Priv.-Doz. Dr. Michael Soyka,
Psychiatrische Klinik
der Ludwig-Maximilians-Universität München

Mit 7 Abbildungen und
33 Tabellen

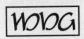

Wissenschaftliche Verlagsgesellschaft mbH Stuttgart 1997

Anschrift des Verfassers:

Priv.-Doz. Dr. Michael Soyka
Psychiatrische Klinik und Poliklinik
der Universität München
Nußbaumstraße 7
80336 München

Die Deutsche Bibliothek – CIP-Einheitsaufnahme

Soyka, Michael:
Alkoholismus : eine Krankheit und ihre Therapie / Michael Soyka. –
Stuttgart : Wiss. Verl.-Ges., 1997
  ISBN 3-8047-1537-0

© 1997 Wissenschaftliche Verlagsgesellschaft mbH,
Birkenwaldstraße 44, 70191 Stuttgart
Printed in Germany
Satz und Druck: J. F. Steinkopf Druck GmbH, Stuttgart
Umschlaggestaltung: Atelier Schäfer, Esslingen

Für Brigitte, Alexander und Nicolas

Vorwort

Die Alkoholismusforschung erlebte in den letzten Jahren eine zum Teil stürmische Entwicklung und das Verständnis sowohl der Grundlagen als auch das Wissen über die therapeutischen Möglichkeiten bei der Alkoholkrankheit hat erheblich zugenommen. Der Schwerpunkt dieses Buches liegt eindeutig auf dem zweiten Bereich. Die Klinik der meisten alkoholbedingten Folgestörungen ist zwar seit langem bekannt, die Kenntnis der pathophysiologischen Grundlagen hat sich aber erheblich verbreitert und die sich daraus ableitenden therapeutischen Möglichkeiten bei den verschiedenen internistischen, neurologischen und psychiatrischen Folgestörungen haben sich deutlich, in einigen Teilbereichen auch entscheidend verbessert. Gleiches gilt für die Psychotherapie und Pharmakotherapie der Alkoholkrankheit, letzteres ein relativ neues Gebiet, in dem noch viele Informationsdefizite bestehen.

Das vorliegende Buch gibt einen Überblick über die jetzt bestehenden diagnostischen und vor allem therapeutischen Möglichkeiten bei Alkoholabhängigkeit. Autor und Verlag wollen damit einen Beitrag leisten, die bestehenden therapeutischen und rehabilitativen Chancen bei Alkoholkranken weiter zu verbessern.

München im Januar 1997

Michael Soyka

Inhalt

1 Definition und Diagnose des Alkoholismus

1.1 Epidemiologie und Grundlagen

Alkoholismus ist eine häufige psychische Störung, in vielen Ländern zumindest bei Männern sogar die häufigste. Der Pro-Kopf-Konsum reinen Alkohols betrug in der Bundesrepublik Deutschland im Jahre 1994 knapp 12 l, was auf eine hohe Alkoholbelastung der Bevölkerung schließen läßt. Genauere Angaben zur Häufigkeit von Alkoholmißbrauch und -abhängigkeit haben epidemiologische Feldstudien geliefert. Fichter et al. (1990) fanden bei Männern eine Prävalenzrate für behandlungsbedürftige Alkoholabhängige von 7,1%, weitere 7,9% wiesen einen leichteren Grad von Alkoholismus auf. Wittchen et al. (1992) berichteten eine Lebenszeitprävalenz von Alkoholismus von 13%, vergleichbar der US-amerikanischen „Epidemiological Catchment Area Study" (ECA-Studie) (Regier et al. 1988). Auch die sog. administrative Prävalenz von Alkoholismus ist hoch. Eine kürzlich durchgeführte Untersuchung zur Häufigkeit psychischer Erkrankungen in Allgemeinpraxen ergab, daß bei 9,3% (Berlin) bzw. 10,2% (Mainz) der Patienten ein Alkoholmißbrauch oder eine -abhängigkeit vorlag (1-Monats-Prävalenz, Maier et al. 1996). Ähnlich wie in den Feldstudien waren dabei Männer rund viermal häufiger betroffen als Frauen.

Es ist wichtig, zwischen Menschen zu unterscheiden, die zwar mehr oder weniger regelmäßig Alkohol trinken – die Mehrheit der Erwachsenen in den meisten westlichen Ländern tut es – und die deswegen eventuell auch Probleme bekommen (z. B. Alkoholintoxikation, Führerscheinentzug etc.), die aber keinen Alkoholmißbrauch betreiben, und denen, die alkoholabhängig sind. Die Unterscheidung kann im Einzelfall schwierig sein und um sie zu erleichtern, wurden standardisierte Klassifikationssysteme entwickelt, die sich im Laufe der Jahre zum Teil stark verändert haben. Die beiden weltweit führenden, z. T. in gewisser Konkurrenz zueinander stehenden Klassifikationssysteme sind

■ die „International Classification of Diseases" der Weltgesundheitsorganisation WHO, deren zehnte Version (ICD-10) 1992 eingeführt wurde, und

■ das „Diagnostische und Statistische Manual" der American Psychiatric Association, dessen vierte Fassung (DSM-IV) 1994 publiziert wurde.

Zum theoretischen Hintergrund und Unterschieden zu früheren Fassungen siehe Schuckit (1995). Die Kenntnis der diagnostischen Kategorien beider Klassifikationssysteme ist wichtig, da sie die Grundlage aller wichtigen klinischen und wissenschaftlichen Studien darstellen und zunehmend auch in die Routinediagnostik Einzug halten.

1.2 Klassifikation von Alkoholmißbrauch und Alkoholabhängigkeit

(305.00 und 303.90 in DSM-IV)
(F.10.1 und F.10.2 in ICD-10)

DSM-IV und ICD-10 kennen eine ganze Reihe alkoholbedingter Störungen, die in den Tabellen 1.1 und 1.2 im Überblick dargestellt sind. Die Klinik der einzelnen neuropsychiatrischen Syndrome wird in den jeweiligen Abschnitten beschrieben.

Einleitend sollen an dieser Stelle die Kriterien für Mißbrauch und Abhängigkeit in beiden Klassifikationssystemen erläutert werden. Sie sind in den Tabellen 1.3 und 1.4 dargestellt. Der Begriff Alkoholmißbrauch ist in der ICD-10 durch den Begriff schädlicher Gebrauch ersetzt worden. Die Existenz zweier konkurrierender Klassifikationssysteme bringt naturgemäß einige Probleme mit sich. Im Vergleich zu früheren Fassungen ist in DSM-IV die Anzahl der diagnostischen Kriterien für Alkoholabhängigkeit von 9 auf 7 reduziert worden, von denen mindestens 3 erfüllt sein müssen. ICD-10 kennt sechs Kriterien für Abhängigkeit, von denen ebenfalls drei erfüllt sein müssen. Die Kriterien in DSM-IV und ICD-10 sind insgesamt recht ähnlich und die Übereinstimmung für die Diagnose Abhängigkeit in beiden Systemen relativ hoch. Dies gilt leider nicht für Alkoholmißbrauch/schädlicher Konsum. DSM-IV kennt vier zusätzliche Kriterien für Alkoholmißbrauch, die im wesentlichen auf psychosoziale Folgeschäden abheben. Die diagnostischen Kriterien für schädlichen Gebrauch in ICD-10 unterscheiden sich z. T. deutlich von denen in DSM-IV. Die Diagnose kann nur beim Vorliegen erheblicher gesundheitlicher Schädigungen gestellt werden. Leider haben in der ICD-10 die sozialen Konsequenzen eines vermehrten Alkoholkonsums keine Berücksichtigung gefunden. Es ist zu hoffen, daß sich die divergierenden diagnostischen Einschätzungen in DSM-IV und ICD-10 in zukünftigen Fassungen weiter annähern werden.

1.3 Verschiedene Alkoholismustypologien

Abgesehen von der genauen Diagnostik weiterer bzw. zugrundeliegender psychischer Störungen bei Alkoholabhängigkeit wäre die Erarbeitung reliabler Subtypen von Alkoholabhängigen wünschenswert, die eine Aussage hinsichtlich Ätiologie, Ausprägung, Verlauf und Prognose der Erkrankung geben. Wünschenswert wäre auch eine ausreichende Trennschärfe zwischen den einzelnen Subtypen, eine ausreichende Praktikabilität der erarbeiteten Subtypen, eine Korrelation mit bestimmten Persönlichkeitsmerkmalen und biologischen oder genetischen Variablen oder Markern. Obwohl in den vergangenen Jahrzehnten hunderte von diesbezüglichen Typologien entwickelt wurden – zumeist auf rein intuitiver Basis – haben im klinischen Alltag oder für wissenschaftliche Fragestellungen nur sehr wenige eine gewisse Bedeutung erlangt. Am weitesten verbreitet ist immer noch die von Jellinek (1960) aufgrund empirischer Untersuchungen an Alkoholabhängigen entworfene Typologie (vgl. Tab. 1.5), die sehr befruchtend auf die klinische Forschung gewirkt hat.

Tab. 1.1: ICD-10 – Kodierung psychischer und Verhaltensstörungen im Zusammenhang mit Alkohol.

F10.0	akute Intoxikation
.00	ohne Komplikation
.01	mit Verletzung oder anderer körperlicher Schädigung
.02	mit anderer medizinischer Komplikation
.03	mit Delir
.04	mit Wahrnehmungsstörungen
.05	mit Koma
.06	mit Krampfanfällen
.07	pathologischer Rausch
F10.1	schädlicher Gebrauch
F10.2	Abhängigkeitssyndrom
.20	gegenwärtig abstinent
.21	gegenwärtig abstinent, aber in beschützender Umgebung
.22	gegenwärtig Teilnahme an einem ärztlich überwachten Entzug mit Ersatzdrogen*
.23	gegenwärtig abstinent, aber in Behandlung mit aversiven oder hemmenden Medikamenten (z. B. Disulfiram)
.24	gegenwärtiger Substanzmißbrauch
.25	ständiger Substanzmißbrauch
.26	episodischer Substanzmißbrauch (Dipsomanie)
F10.4	Entzugssyndrom mit Delir
.40	ohne Krampfanfälle
.41	mit Krampfanfällen
F10.5	psychotische Störung
.50	schizophreniform
.51	vorwiegend wahnhaft
.52	vorwiegend halluzinatorisch
.53	vorwiegend polymorph
.54	vorwiegend depressive Symptome
.55	vorwiegende manische Symptome
.56	gemischt
F10.6	durch Alkohol bedingtes amnestisches Syndrom
F10.7	durch Alkohol bedingter Restzustand und verzögert auftretende psychotische Störung
.70	Nachhallzustände (flashbacks)*
.71	Persönlichkeits- und Verhaltensstörung
.72	affektives Zustandsbild
.74	andere anhaltende kognitive Beeinträchtigung
.75	verzögert auftretende psychotische Störung
F10.8	andere durch Alkohol bedingte psychische oder Verhaltensstörungen
F10.9	nicht näher bezeichnete durch Alkohol bedingte psychische oder Verhaltensstörung

* bei Alkohol kaum anzuwenden

Tab. 1.2: DSM-IV – Kodierung für Störungen im Zusammenhang mit Alkohol.

Störungen durch Alkoholkonsum

305.00 Alkoholmißbrauch
303.90 Alkoholabhängigkeit

Alkoholinduzierte Störungen

303.00	Alkoholintoxikation
291.80	Alkoholentzug
291.0	Alkoholintoxikationsdelir
	Alkoholentzugsdelir
291.2	Persistierende Alkoholinduzierte Demenz
291.1	Persistierende Alkoholinduzierte Amnestische Störung
291.x	Alkoholinduzierte Psychotische Störung
.5	mit Wahn
.3	mit Halluzinationen
291.8	Alkoholinduzierte affektive Störung
	Alkoholinduzierte Angststörung
	Alkoholinduzierte sexuelle Funktionsstörung
	Alkoholinduzierte Schlafstörung
291.9	Nicht näher bezeichnete Störung im Zusammenhang mit Alkohol

Tab. 1.3: ICD-10 und DSM-IV Kriterien für Alkoholmißbrauch bzw. den schädlichen Gebrauch von Alkohol.

ICD-10-Kriterien schädlicher Gebrauch

Ein Konsummuster psychotroper Substanzen (Alkohol), das zu einer Gesundheitsschädigung führt. Diese kann eine körperliche Störung ... oder eine psychische Störung sein, z. B. eine depressive Episode nach massivem Alkoholkonsum.

Diagnostische Leitlinien
Die Diagnose erfordert eine tatsächliche Schädigung der psychischen oder physischen Gesundheit des Konsumenten.

Schädliches Konsumverhalten wird häufig von anderen kritisiert und hat auch häufig unterschiedliche negative soziale Folgen. Die Ablehnung des Konsumverhaltens oder einer bestimmten Substanz von anderen Personen oder einer ganzen Gesellschaft ist kein Beweis für den schädlichen Gebrauch, ebenso wenig wie etwaige negative soziale Folgen z. B. Inhaftierung oder Eheprobleme.

Eine akute Intoxikation oder ein „Kater" (hangover) beweisen allein noch nicht den „Gesundheitsschaden", der für die Diagnose schädlicher Gebrauch erforderlich ist.

Schädlicher Gebrauch ist bei einem Abhängigkeitssyndrom (F 10.2), einer psychotischen Störung (F 10.5) oder bei anderen spezifischen alkoholbedingten Störungen nicht zu diagnostizieren.

Tab. 1.3: ICD-10 und DSM-IV Kriterien für Alkoholmißbrauch bzw. den schädlichen Gebrauch von Alkohol (Fortsetzung).

DSM-IV-Kriterien Substanzmißbrauch

A. Ein unangepaßtes Muster von Substanzgebrauch führt in klinisch bedeutsamer Weise zu Beeinträchtigungen oder Leiden, wobei sich mindestens eines der folgenden Kriterien innerhalb desselben 12-Monats-Zeitraums manifestiert:

(1) Wiederholter Substanzgebrauch, der zu einem Versagen bei der Erfüllung wichtiger Verpflichtungen bei der Arbeit, in der Schule oder zu Hause führt ...

(2) Wiederholter Substanzgebrauch in Situationen, in denen es aufgrund des Konsums zu einer körperlichen Gefährdung kommen kann ...

(3) Wiederkehrende Probleme mit dem Gesetz in Zusammenhang mit dem Substanzgebrauch ...

(4) Fortgesetzter Substanzgebrauch trotz ständiger oder wiederholter sozialer oder zwischenmenschlicher Probleme, die durch die Auswirkungen der psychotropen Substanz verursacht oder verstärkt werden ...

B: Die Symptome haben niemals die Kriterien für Substanzabhängigkeit der jeweiligen Substanzklasse erfüllt ...

Tab. 1.4: ICD-10- und DSM-IV-Kriterien für Alkoholabhängigkeit.

ICD-10-Kriterien „Abhängigkeitssyndrom"

Es handelt sich um eine Gruppe körperlicher, Verhaltens- und kognitiver Phänomene, bei denen der Konsum einer Substanz oder einer Substanzklasse für die betroffene Person Vorrang hat gegenüber anderen Verhaltensweisen, die von ihr früher höher bewertet wurden. Ein entscheidendes Charakteristikum der Abhängigkeit ist der oft starke, gelegentlich übermächtige Wunsch, psychotrope Substanzen (Alkohol) zu konsumieren.

Es gibt Hinweise darauf, daß die weiteren Merkmale des Abhängigkeitssyndroms bei einem Rückfall nach einer Abstinenzphase schneller auftreten als bei Nichtabhängigen.

Diagnostische Leitlinien

Die sichere Diagnose „Abhängigkeit" sollte nur gestellt werden, wenn irgendwann während des letzten Jahres drei oder mehr der folgenden Kriterien gleichzeitig vorhanden waren:

1. Ein starker Wunsch oder eine Art Zwang, psychotrope Substanzen zu konsumieren.

2. Verminderte Kontrollfähigkeit bezüglich des Beginns, der Beendigung und der Menge des Konsums.

3. Ein körperliches Entzugssyndrom (F 10.3 und F 10.4) bei Beendigung oder Reduktion des Konsums ...

4. Nachweis einer Toleranz ...

5. Fortschreitende Vernachlässigung anderer Vergnügen oder Interessen zugunsten des Substanzkonsums, erhöhter Zeitaufwand, um die Substanz zu beschaffen, zu konsumieren oder sich von den Folgen zu erholen.

6. Anhaltender Substanzkonsum trotz Nachweises eindeutiger schädlicher Folgen ...

Tab. 1.4: ICD-10- und DSM-IV-Kriterien für Alkholabhängigkeit (Fortsetzung).

DSM-IV-Kriterien Substanzabhängigkeit (Alkoholabhängigkeit)
Ein unangepaßtes Muster von Substanzgebrauch (Alkohol) führt in klinisch bedeutsamer Weise zu Beeinträchtigungen oder Leiden, wobei sich mindestens drei der folgenden Kriterien manifestieren, die zu irgendeiner Zeit in demselben 12-Monats-Zeitraum auftreten:
(1) Toleranzentwicklung, definiert durch eines der folgenden Kriterien:
(a) Verlangen nach ausgeprägter Dosissteigerung, um einen Intoxikationszustand oder erwünschten Effekt herbeizuführen.
(b) deutlich verminderte Wirkung bei fortgesetzter Einnahme derselben Dosis.
(2) Entzugssymptome, die sich durch eines der folgenden Kriterien äußern:
(a) charakteristisches Entzugssyndrom der jeweiligen Substanz ...
(b) dieselbe (oder eine sehr ähnliche Substanz) wird eingenommen, um Entzugssymptome zu lindern oder zu vermeiden.
(3) Die Substanz wird häufig in größeren Mengen oder länger als beabsichtigt eingenommen.
(4) Anhaltender Wunsch oder erfolglose Versuche, den Substanzgebrauch zu verringern oder zu kontrollieren.
(5) Viel Zeit für Aktivitäten, um die Substanz zu beschaffen ...
(6) Wichtige soziale, berufliche oder Freizeitaktivitäten werden aufgrund des Substanzmißbrauchs aufgegeben oder eingeschränkt.
(7) Fortgesetzter Substanzmißbrauch trotz Kenntnis eines anhaltenden oder wiederkehrenden körperlichen oder psychischen Problems, das wahrscheinlich durch den Substanzmißbrauch verursacht oder verstärkt wurde ...

Tab. 1.5: Typologie nach Jellinek (1960).

α-Typ	β-Typ	γ-Typ	δ-Typ	ε-Typ
Problem-, Erleichterungs-, Konflikttrinker	Gelegenheitstrinker	Süchtiger Trinker	Rauscharmer, kontinuierlicher Alkoholkonsum	Episodischer Trinker
Abhängigkeit nur psychisch	Weder psychische noch körperliche Abhängigkeit	Zuerst psychische, dann körperliche Abhängigkeit	Physische Abhängigkeit	Psychische Abhängigkeit
Kein Kontrollverlust, aber undiszipliniertes Trinken mit Fähigkeit zur Abstinenz	Kein Kontrollverlust	Kontrollverlust mit Phasen von Abstinenz	Keine Abstinenz, kein Kontrollverlust	Kontrollverlust, jedoch Fähigkeit zur Abstinenz

Großen Einfluß hat auch die von Cloninger et al. (1981) aufgrund von Familien- bzw. Adoptionsstudien erarbeitete Typologie erlangt (vgl. Tab. 1.6). Cloninger stellte einen stark von genetischen Faktoren abhängigen Typ II mit eher ungünstigem Verlauf einem mehr von Umweltvariablen determinierten Typ I gegenüber und versuchte in der Folge, im Rahmen eines neurobiologischen Lernmodells, eine Korrelation von klinischen Variablen mit neurobiologischen Befunden. Eine starke „reward dependence" wurde mit noradrenergen Mechanismen, eine hohe „harm avoidance" (geringes Risikopotential) mit dem serotonergen System und ein niedriges „sensation seeking" mit dem dopaminergen System in Verbindung gebracht. Diese Assoziation ist empirisch allerdings nicht genügend belegt und läßt sich in dieser Form nicht verallgemeinern.

Aufbauend auf die Befunde von Cloninger erarbeitete von Knorring (1985) eine weitere Typologie (vgl. Tab. 1.7). Neben genetischen Befunden bezog von Knorring auch biologische Parameter (Aktivität der Monoaminoxidase) in seine Untersuchungen mit ein, die beim Typ II-Alkoholismus (früher Erkrankungsbeginn, häufig antisoziale Tendenzen) erniedrigt war.

Eine sehr einfache, aber klinisch durchaus sinnvolle Typologisierung wurde von Schuckit (1985) vorgeschlagen, der primäre (psychisch gesunde) und sekundäre Alkoholabhängige mit psychischen Auffälligkeiten, speziell antisozialen Persönlichkeitszügen, vor Beginn der Alkoholkrankheit unterschied (vgl. Tab. 1.8).

In den letzten Jahren hat darüber hinaus die Gruppe um Babor et al. (1992) aufgrund von Clusteranalysen eine weitere Subtypologie erarbeitet (vgl. Tab. 1.9), die derzeit weiter validiert wird und ein recht interessantes Modell darstellt. In katamnestischen Untersuchungen wiesen Typ A-Alkoholiker we-

Tab. 1.6: Typologie nach Cloninger (1981).

Typ I:	Typ II:
Eher von Umweltfaktoren abhängig	Eher von hereditären Faktoren abhängig
Später Beginn (nach dem 25. Lebensjahr)	Früher Beginn (vor dem 25. Lebensjahr)
Bei beiden Geschlechtern vorkommend	Auf das männliche Geschlecht begrenzt
Eher milder Verlauf des Alkoholabusus	Eher schwerer Verlauf des Alkoholabusus
Hohe „reward dependence"	Niedrige „reward dependece"
Hohe „harm avoidance"	Niedrige „harm avoidance"
Niedriges „sensation seeking"	Hohes „sensation seeking"

Tab. 1.7: Typologie nach von Knorring et al. (1985).

Typ I:	Typ II:
Alkoholprobleme nach dem 25. Lebensjahr	Alkoholprobleme vor dem 25. Lebensjahr
Erster Behandlungsversuch nach dem 30. Lebensjahr	Erster Behandlungsversuch vor dem 30. Lebensjahr
Wenig soziale Probleme wie Gewaltanwendung, Arbeitsplatzverluste und antisoziale Tendenzen	Häufige Koinzidenz mit sozialen Problemen
Normale Monoaminooxidaseaktivität in Thrombozyten	Verminderte Monoamiooxidaseaktivität in Thrombozyten

Tab. 1.8: Typologie nach Schuckit et al. (1985).

Primärer Alkoholismus:	Sekundärer Alkoholismus:
Alkoholabhängigkeit vor dem Auftreten anderer psychiatrischer Störungen.	Zuerst Auftreten einer Persönlichkeitsstörung mit antisozialen Tendenzen nach DSM-III-R mit mangelndem Verantwortungsbewußtsein oder Gewalttaten gegen andere Personen vor dem Auftreten einer Alkoholabhängigkeit.

Tab. 1.9: Typologie nach Babor (1992).

Typ A:	Typ B:
Später Beginn (30–40 Jahre)	Früher Beginn (vor 21. Lebensjahr)
Wenig Risikofaktoren in der Kindheit	Vermehrt Risikofaktoren in Familie und Kindheit
Geringer Grad der Abhängigkeit	Starke Ausprägung der Abhängigkeit, Mißbrauch auch von anderen Substanzen
Wenig körperliche und soziale Konsequenzen des Alkoholkonsums	Vermehrt körperliche und soziale Konsequenzen des Alkoholkonsums nach kürzerer Zeit
Geringe psychiatrische Komorbidität	Hohe psychiatrische Komorbidität
Geringe Belastungsfaktoren im familiären und beruflichen Umfeld	Hohe Belastungsfaktoren im familiären und beruflichen Umfeld
Gute therapeutische Prognose	Schlechte therapeutische Prognose

niger Rückfälle auf als Typ B-Alkoholiker. Diese Typologie ist die bislang einzige, der u. U. auch ein prädiktiver Wert zukommen könnte.

Eine weitere Typologie wurde von Lesch (1985) vorgeschlagen (vgl. Tab. 1.10).

1.4 Wichtige Untersuchungs- instrumente

Für die Diagnostik von Alkoholmißbrauch und Abhängigkeit stehen zahlreiche Untersuchungsinstrumente zur Verfügung, die zum Teil nur für wissenschaftliche Untersuchungen, zum Teil aber auch für die klinische Praxis geeignet sind. Generell kann man sogenannte Screening-Instrumente zur Identifizierung eines Alkoholmißbrauchs/Abhängigkeit von Untersuchungsinstrumenten unterscheiden, die zur Fassung verschiedener Subtypen von Alkoholabhängigen, des Schweregrads oder bestimmter Folgestörungen geeignet sind.

Standardisierte Interviews zur Erfassung der diagnostischen Kriterien für Alkoholmißbrauch und Abhängigkeit nach DSM-IV und ICD-10-Kriterien (SCID und CIDI) (Wittchen 1990) sind aufwendig und dürften nur für spezielle wissenschaftliche Untersuchungen oder stationäre Patienten in Frage kommen. Diese strukturierten Interviews haben zum Teil einige Überarbeitungen und

Erweiterungen erfahren (Lachner und Wittchen 1996). Ein anderes, sehr ausführliches Interview ist das „Semi Structured Assessment of the Genetics of Alcoholism" (SSAGA) (Bucholz et al. 1994), das vor allem für genetische Untersuchungen Anwendung gefunden hat.

Für Fragebogenuntersuchungen zur Absicherung der Diagnose bieten sich einige andere, wesentlich kürzere Untersuchungsinstrumente an. Zunächst ist hier der CAGE-Test (Ewing 1984) zu nennen, der nur aus 4 Fragen besteht:

1. Haben Sie schon einmal das Gefühl gehabt, Ihr Alkoholkonsum wäre zu hoch?
2. Haben Sie sich schon einmal darüber geärgert, daß Sie von anderen wegen Ihres Alkoholkonsums kritisiert wurden?
3. Haben Sie sich schon einmal schlecht oder schuldig wegen Ihrem Alkoholkonsum gefühlt?
4. Haben Sie schon einmal Alkohol bereits frühmorgens getrunken, um Ihre Nerven zu beruhigen oder einen „Kater" loszuwerden?

Dieser Test hat trotz aller Kürze eine gute Aussagefähigkeit und eine erstaunlich hohe Sensitivität und Spezifität (Bush et al. 1986).

Der im deutschen Sprachraum mit Abstand am weitesten verbreitete Fragebogentest ist der von Feuerlein et al. (1977) entwickelte Münchener Alkoholismustest, der aus einem Selbst- und Fremdbeurteilungsteil besteht (s. Tab.

Tab. 1.10: Typologie nach Lesch (1990).

Typ I:	Typ II:	Typ III:	Typ IV:
Erhöhte Vulnerabilität für Alkohol	Ontogenetische Faktoren im Vordergrund	Entwicklungs- störungen und erhöhte Vulnera- bilität für Alkohol	Frühkindliche Vorschädigung und Entwicklungs- störungen

1.11). Der Test besitzt eine hohe Spezifität und Sensivität. Positive Antworten im Selbstbeurteilungteil werden einfach, im Fremdbeurteilungteil dagegen vierfach gewichtet. Bei einem Summenwert von 11 oder mehr Punkten liegt die Diagnose einer Alkoholabhängigkeit nahe, von 6 bis 10 Punkten besteht der Verdacht auf eine Alkoholabhängigkeit. Außerdem gibt es eine Reihe umfassender Fragebogentests wie das „Alcohol Use Inventory" (dt. Fassung: Trierer Alkoholismusinventar), der Kurzfragebogen für Alkoholgefährdete, der Basler Drogen- und Alkoholfragebogen sowie das speziell zur Erfassung des sog. Schweregrads der Abhängigkeit entwickelte „Severity of Alcohol Dependence Questionnaire" (SADQ) (Übersicht bei Soyka 1995). Speziell zur psychometrischen Erfassung des Alkoholverlangens bzw. des Cravings (Suchtdruck) sind darüber hinaus eine Reihe weiterer Untersuchungsinstrumente entwickelt worden (Veltrup und Wetterling 1996), die vor allem für Therapiestudien von Bedeutung sein dürften (vgl. Kap. 9.2.2). Andere Fragebögen versuchen z. B. bestimmte Persönlichkeitsmerkmale, die für die Entwicklung einer Alkoholabhängigkeit von Bedeutung sein könnten, zu erfassen, so z. B. das „Tridimensional Personality Questionnaire" von Cloninger (1979, 1986), das auch in einer deutschen Übersetzung vorliegt (Dufeu et al. 1995).

1.5 Komorbidität mit anderen psychischen Störungen

Der Therapie Alkoholabhängiger mit psychischen Störungen ist ein eigener Abschnitt gewidmet. An dieser Stelle sei nur darauf hingewiesen, daß die meisten psychischen Störungen mit einem gehäuften Risiko für Alkoholismus einhergehen. Dies gilt insbesondere für Schizophrenien, affektive Erkrankungen, Angststörungen und Drogenmißbrauch. Häufig werden diese Störungen durch einen Alkoholismus maskiert und erst bei Abstinenz erkannt. Umgekehrt können bestimmte alkoholische Folgeschäden „klassische" psychiatrische Störungen imitieren und so für diagnostische Probleme sorgen. Dies gilt insbesondere für die Alkoholhalluzinose (Differentialdiagnose: Schizophrenie), das Delir (Differentialdiagnose: Delire anderer Genese, Demenz), das Wernicke-Korsakow-Syndrom (Differentialdiagnose: andere organisch bedingte psychische Störungen) und das Alkoholentzugssyndrom (Differentialdiagnose: Angststörung, Hyperthyreose). In jedem Fall ist die Diagnose Alkoholismus durch die geschilderten diagnostischen Maßnahmen zu sichern.

1.6 Biologische Marker

Biologische und zukünftig vielleicht auch genetische Marker könnten dazu beitragen, die Diagnose einer Alkoholabhängigkeit zu sichern. Im Idealfall können biologische (genetische) Marker sogar prognostische Wertigkeit haben und Risikofaktoren für die spätere Entwicklung eines Alkoholismus anzeigen. Folgende Kriterien müßten dafür erfüllt sein (Agarwal 1995):

■ Erhöhte Wahrscheinlichkeit für die Ausprägung der Erkrankung (= Alkoholismus)

■ Vererbbarkeit und nicht Folge der Krankheit

■ Vorhandensein des Markers sowohl in der Gesundheits- als auch in der Krankheitsphase

Tab. 1.11: Merkmalskatalog des Münchener Alkoholismus-Tests (MALT).

1. Vom Arzt zu beurteilen

1. Lebererkrankung: mindestens ein klinisches Symptom (z. B. vermehrte Konsistenz, Vergrößerung, Druckdolenz o. ä.) und mindestens ein pathologischer Laborwert (z. B. GOT, GPT oder γ-GT) sind notwendig.
2. Polyneuropathie (trifft nur zu, wenn keine anderen Ursachen bekannt sind, z. B. Diabetes mellitus oder eindeutige chronische Vergiftungen)
3. Delirium tremens (jetzt oder in der Vorgeschichte)
4. Alkoholkonsum von mehr als 150 ml (bei Frauen 120 ml) reinem Alkohol ein- oder mehrmals im Monat
5. Alkoholkonsum von mehr als 300 ml (bei Frauen 240 ml) reinem Alkohol ein- oder mehrmals im Monat
6. Foetor alcoholicus (zur Zeit der ärztlichen Untersuchung)
7. Familienangehörige oder engere Bezugspersonen haben schon einmal Rat gesucht wegen Alkoholproblemen des Patienten (z. B. beim Arzt, dem Sozialdienst oder anderen entsprechenden Einrichtungen)

2. Vom Patienten selbst zu beurteilen

1. In der letzten Zeit leide ich häufiger an Zittern der Hände.
2. Ich hatte zeitweilig, besonders morgens, ein Würgegefühl oder Brechreiz.
3. Ich habe schon einmal versucht, Zittern oder morgendlichen Brechreiz mit Alkohol zu kurieren.
4. Zur Zeit fühle ich mich verbittert wegen meiner Probleme und Schwierigkeiten.
5. Es kommt nicht selten vor, daß ich vor dem Mittagessen bzw. zweiten Frühstück Alkohol trinke.
6. Nach den ersten Gläsern Alkohol habe ich ein unwiderstehliches Verlangen, weiter zu trinken.
7. Ich denke häufig an Alkohol.
8. Ich habe manchmal auch dann Alkohol getrunken, wenn es vom Arzt verboten wurde.
9. In Zeiten erhöhten Alkoholkonsums habe ich weniger gegessen.
10. An der Arbeitsstelle hat man mir schon einmal Vorhaltungen wegen meines Alkoholtrinkens gemacht.
11. Ich trinke Alkohol lieber, wenn ich allein bin.
12. Seitdem ich mehr Alkohol trinke, bin ich weniger tüchtig.
13. Ich habe nach dem Trinken von Alkohol schon öfters Gewissensbisse (Schuldgefühle) gehabt.
14. Ich habe ein Trinksystem versucht (z. B. nicht vor bestimmten Zeiten zu trinken).
15. Ich glaube, ich sollte mein Trinken einschränken.
16. Ohne Alkohol hätte ich nicht so viele Probleme.
17. Wenn ich aufgeregt bin, trinke ich Alkohol, um mich zu beruhigen.
18. Ich glaube, der Alkohol zerstört mein Leben.
19. Einmal möchte ich aufhören mit dem Trinken, dann wieder nicht.
20. Andere Leute können es nicht verstehen, warum ich trinke.
21. Wenn ich nicht trinken würde, käme ich mit meinem Partner besser zurecht.
22. Ich habe schon versucht, zeitweilig ohne Alkohol zu leben.
23. Wenn ich nicht trinken würde, wäre ich mit mir zufrieden.
24. Man hat mich schon wiederholt auf meine „Alkoholfahne" angesprochen.

■ Vorhandensein dieses Faktors bei Verwandten unabhängig von der Erkrankung

■ Vererbbarkeit dieses Faktors innerhalb von Familien

Generell kann man Traitmarker (vererbbare Indikatoren für die Disposition zur Erkrankung und zeitunabhängige variante Merkmale), Statemarker (zustands- bzw. zeitunabhängige biochemische Variablen, die während der akuten Erkrankung, nicht aber vor oder nach ihrem Abklingen vorliegen) und Assoziationsmarker unterscheiden. Letztere beinhalten verschiedene genetische oder serologische Merkmale, die bei Alkoholkranken sehr viel häufiger beobachtet werden als bei Gesunden. Die wichtigsten derzeit diskutierten Marker sind in den Tabellen 1.12 bis 1.14 nach Agarwal (1995) zusammenfassend dargestellt.

Unter den biochemischen Markern wird derzeit vor allem die verminderte Aktivität der Monoaminoxidase, einem Enzym, das den Abbau verschiedener Neurotransmitter wie Noradrenalin, Adrenalin, Dopamin und Serotonin katalysiert, als wichtiger potentieller Marker angesehen, während neuere Untersuchungen die früher z. T. euphorisch diskutierte Bedeutung der Dopaminrezeptorgene (Assoziation von Alkoholismus mit dem A1-Allel des DR-D_2-Locus) eher fraglich erscheinen lassen. Bislang ist es trotz der aus vielen Familien- und genetischen Untersuchungen bekannten

Tab. 1.12: Biologische und genetische Marker für Alkoholabhängigkeit – Traitmarker (nach Agarwal 1995).

Evozierte Potentiale (EEG und ERP)
Monoaminoxidase (MAO-B)
Adenylatcyclase (AC)
Dopaminrezeptorgene (DR-D_2)
Dopamin-β-hydroxylase (DBH)
Endokrine Parameter (Kortisol, ACTH, Prolaktin)
Alkoholdehydrogenase (ADH$_2$-, ADH$_3$-Genotypen)
Aldehyddehydrogenase (ALDH$_1$-, ALDH$_2$-Genotypen)

Tab. 1.13: Biologische und genetische Marker für Alkoholabhängigkeit – Statemarker (nach Agarval 1995).

Blutalkohol
Mittleres korpuskuläres Volumen (MCV)
γ-Glutamyltransferase (γ-GT)
SGPT (Alanin-Aminotransferase ALAT), SGOT (Aspartat-Aminotransferase)
HDL-Cholesterin, VLDL-Cholesterin
CD-Transferrin
5-HIAA-5-HTOL-Ratio
AANB, Acetat, Dolichol
Kondensationsprodukte (Tetrahydroisochinoline, Tetrahydropapaverolin, β-Carboline)
Acetaldehyd-Protein-Addukte

Tab. 1.14: Biologische und genetische Marker für Alkoholabhängigkeit – Assoziationsmarker (nach Agarval 1995).

Blutgruppen (ABO, Rh, MNS)
HLA-Antigene
C3-Komplement
α_1-Antitrypsin
α_1-saures Glykoprotein
Gruppenspezifische Komponente
Glyoxalase I
Esterase D
Thrombozytenmonoaminoxidase (MAO-B)
Transketolase
Erythrozytenaldehyddehydrogenase
Geschmacksempfindlichkeit für Phenylthiocarbamid
Farbenblindheit

familiären Häufung von Alkoholismus selbst in extrem aufwendigen genetischen Untersuchungen wie z. B. dem COGA-Projekt in den USA („Collaborative Study on the Genetics of Alcoholism") nicht gelungen, verläßliche genetische Marker zu etablieren. Derzeit werden neben biochemischen vor allem neurophysiologische Marker, insbesondere eine reduzierte Amplitude ereigniskorrelierter Potentiale (P-300) bei Alkoholabhängigen – ein Befund, der vielfach wiederholt repliziert werden konnte – als beste prospektive Traitmarker angesehen.

Für den klinischen Alltag haben diese Untersuchungen und Marker bislang keine Bedeutung erlangt. Hier wird die Diagnose eines Alkoholismus im wesentlichen durch klinisch-chemische Parameter, also Statemarker, gestützt. Sie spielen nicht nur für die klinische Diagnostik, sondern auch für die Rechtsprechung und speziell Fahreignungsprüfungen eine große Rolle (Übersicht in Tab. 1.15 aus Gilg et al. 1995). Die wichtigsten von ihnen sollen kurz besprochen und ihre Wertigkeit dargestellt werden.

1.6.1 Gamma-Glutamyltranspeptidase

Erhöhte Gamma-Glutamyltranspeptidase-Spiegel (γ-GT-Spiegel) bei Patienten mit Alkoholismus sind vielfach wiederholt beschrieben worden. Sie sind primär Ausdruck einer Enzyminduktion in der Leber, weniger einer Leberzellschädigung. In diesem Fall kommt es auch zu Erhöhungen anderer leberspezifischer Enzyme wie z. B. Glutamat-Oxalacetat-Transaminase (GOT), Glutamat-Pyruvat-Transaminase (GPT), oder der Glutamatdehydrogenase (GLDH). Eine tägliche Alkoholbelastung von 60 g über 3 Wochen reicht nicht aus, um Erhöhungen der γ-GT zu induzieren (Gilg 1995). Die diagnostische Sensitivität wird mit 50 bis 90% angegeben, die Spezifität mit etwa 70%. Sensitivität und Spezifität sind wahrscheinlich niedriger als beim Carbohydrate-Deficient-Transferrin (Soyka et al. 1995), s. Kap. 1.6.3). Bei diesen Zahlenangaben ist zu berücksichtigen, daß sie sich im wesentlichen auf Angaben aus klini-

Tab. 1.15: Übersicht über eine Auswahl klinisch-chemischer und hämatologischer Parameter zur Diagnose von Alkoholmißbrauch bzw. Alkoholismus.

	Normal-werte	Reaktion nach Kurzzeitbelastung	Diagnostische Sensitivität (%)	Diagnostische Spezifität (%)	Praktika-bilität	Normalisierung nach Entzug
Leberenzyme						
γ-GT	< 28 U/l	–	50–90	ca. 70	++++	2–5 W.
GOT (ASAT)	< 18 U/l	–	30–50	ca. 90	++++	1–3W.
GPT (ALAT)	< 22 U/l	–	20–45	ca. 70	++++	1–4W.
GLDH	< 4 U/l	–	5–60	?	+++	?
β-Hexosaminidase	< 6,2 U/l	+	hoch	?	+	2–4 d
hämatolog. Parameter						
MCV	< 92/100 fl	–	40/70–96	ca. 60–90	++++	1–3 Mon.
CDT	< 20/26 U/l	–	ca. 50–90	90–100	(++)	ca. 2 W.
HDL-Chol.	< 50 mg/dl	–	ca. 50–90	hoch	+++	1–4 W.
Apoliprot A 1/2		–	> 45	hoch	++	ca.2 W.
Metaboliten						
Acetaldehyd		(+)	–	–	+	
Acetat	0,75 mM	–?	–	–	(++)	?
Isopropanol	< 2 mg/l	(+)	–	?	(++)	h
Aceton	< 7 mg/l	–	–	–	(++)	h
Methanol	< 10 mg/l	(++)	(ca. 80)	hoch	(++)	h–1 d
Urin						
5-HTOL/5-HIAA	< 20	+	60 %	hoch	+	Std.
Dolichol	< 4,7 ng/ml	+	gering	?	+	Tage–W.
TIQ (Salsolinol)					+	

+ Speziallabor; ++ spez. Methodik außerhalb Klinikroutuine; +++ Sonderuntersuchung im Routinelabor;
++++ einfache Klinikroutine
Sensitivität: Prozentualer Anteil positiver Befunde bei Alkoholikern
Spezifität: Prozentualer Anteil negativer Befunde bei Nichtalkoholikern

schen Kollektiven stützen, während bei Screening-Untersuchungen die Sensitivität deutlich niedriger ist. γ-GT-Erhöhungen finden sich auch bei zahlreichen anderen Erkrankungen und Noxen, vor allem auch bei zahlreichen Medikamenten. Im übrigen wird diskutiert, ob die üblicherweise angegebenen Normbereiche nicht zu hoch angesetzt sind (Kornhuber et al. 1989).

Erhöhungen der GOT und der GPT sind dagegen bereits Ausdruck einer hepatozellulären Schädigung. Die Sensitivität für die Alkoholismusdiagnostik ist geringer als die der γ-GT. Gleiches gilt für die GLDH und die β-Hexosaminidase.

1.6.2 Mittleres korpuskuläres Erythrozytenvolumen

Unter den verschiedenen hämatologischen Parametern kommt vor allem dem mittleren korpuskulären Erythrozytenvolumen (MCV) in der Alkoholismusdiagnostik eine große Rolle zu. Ursächlich für die bei Alkoholabhängigen häufige Makrozytose über 96 bis 100 fl (je nach Methodik) ist eine alkoholtoxische Knochenmarksschädigung, unabhängig von einem möglichen Folsäuremangel. Zwar ist die Sensitivität und Spezifität nicht höher als für die γ-GT, wegen der vergleichsweise langen Erythrozytenüberlebensdauer kommt es aber erst nach 2 bis 3 Monaten zu einer Normalisierung der Werte, was die Aussagefähigkeit dieses Markers erhöht. Andere Ursachen für eine Makrozytose sind u. a. nichtalkoholische Leberschädigungen, Retikulozytose, Vitamin B_{12}- und Folsäuremangel und Nikotin.

1.6.3 Carbohydrate-Deficient Transferrin

In den letzten Jahren ist zunehmend die Bedeutung des Carbohydrate-Deficient-Transferrins (CDT) als biologischer Alkoholismusmarker in den Vordergrund gerückt. Sie wird z. T. sehr kontrovers diskutiert. Wegen des erheblichen Interesses, das dieser neue Marker gefunden hat, seien die theoretischen Grundlagen der CDT-Bestimmung kurz dargestellt:

Transferrin ist ein 80 KD Glykoprotein, das Eisen über den Blutkreislauf mit Hilfe eines weiteren Proteins, dem Transferrinrezeptor, in die Zelle transportiert. Transferrin gehört zu einer Genfamilie, die aus mehreren Mitgliedern besteht und deren genomische Sequenz am langen Arm des Chromosoms 3 lokalisiert ist. Es liegen drei genetisch bedingte Formen des Transferrins vor, wobei in Mitteleuropa die sog. C-Form überwiegt (ca. 98% der Bevölkerung), während die sog. B- und D-Formen des Transferrins äußerst selten sind. Transferrin wird zu 90% in der Leber synthetisiert, wobei die Kohlenhydrateinheiten post-translational von einer Dolichol-Oligosaccharidvorstufe mittels eines Multiglykosyl-Transferasesystems gebunden werden.

Ca. 6% des Transferrins bestehen aus Kohlenhydraten, die am C-terminalen Ende der Asparaginsäure in Form von 2 komplexen Ketten gebunden werden. Es handelt sich dabei um die Oligosaccharide N-Acetylglukosamin, an welche Mannose, Galaktose und Sialinsäure gebunden werden, wobei letztere elektrisch negativ geladen ist und so den isoelektrischen Punkt (PI) determiniert, der mit Hilfe der isoelektrischen Fokussierung erfaßt wird. Insgesamt können 0 bis 6 Sialinsäurereste gebunden werden. Die C-Form des Transferrins zeigt einen PI von 5,4, der nach chronischer Alkoholexposition auf über 5,65 ansteigt.

Die pathophysiologischen Grundlagen von CDT-Erhöhungen bei Alkoholabhängigen sind nicht völlig klar. Als Ursache für dessen Bildung wird ein spezifischer und reversibler Effekt von Alkohol oder seiner Metaboliten auf die Lebersynthese von Transferrin (Störung des Glykoprotein/Glykolipidstoffwechsels) oder Membranveränderungen angenommen.

Für den Nachweis von CDT sind verschiedene Verfahren vorgeschlagen worden. Neben der recht aufwendigen isoelektrischen Fokussierung und Densitometrie nach Immunfixation, Polyacrylamid-Gelelektrophorese und Immunoblotting werden heute zur quantitativen Bestimmung Radioimmunoassays (RIA) und neuerdings auch Enzymimmunoassays verwendet. Mittlerweile sind eine Reihe verschiedener RIA-Mikrosäulenverfahren im Handel (Gilg et al. 1995, Soyka et al. 1995).

Die Sensitivität von CDT wurde bei einer Trinkmenge von 60 g Alkohol/die mit bis zu 90% angegeben, dürfte aber nach neueren Untersuchungen deutlich niedriger liegen. Offensichtlich ist die Sensitivität und Spezifität bei Männern höher als bei Frauen. Im eigenen Patientengut lag die Spezifität bei 94% und Sensitivität bei 93% (Soyka et al. 1995). Vorteil von CDT ist die extrem hohe Spezifität von bis zu 99%. In Einzelfällen kann eine primäre biliäre Leberzirrhose zu falsch-positiven Werten führen, außerdem das autosomal-rezessiv vererbte Carbohydrate-Deficient-Glykoprotein-Syndrom, eine extrem seltene Störung des Glykoproteinmetabolismus. Bei einer Halbwertszeit von etwa 14 Tagen normalisieren sich pathologische CDT-Werte innerhalb von 2 bis längstens 3 Wochen (s. Abb. 1.1).

1.6.4 HDL-Cholesterin und Apolipoprotein

Hypertriglyceridämie und Hypercholesterinämie sind bei Alkoholismus häufig,

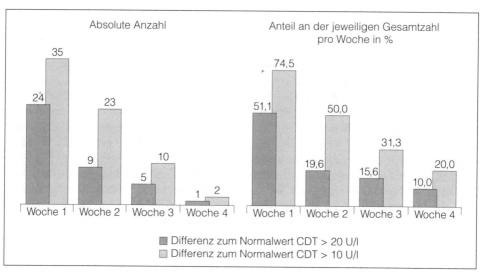

Abb. 1.1: Wertigkeit von CDT als Alkoholismus-Marker.

aber ernährungsabhängig und als Marker wenig sensitiv. Dagegen sind Erhöhungen von HDL-Cholesterin (über 50 mg/l) und Apolipoprotein häufig, wobei pathogenetisch eine gesteigerte Lipoproteinlipaseaktivität und ein Zusammenhang mit der alkoholbedingten Enzyminduktion bei Konkordanz mit dem mikrosomalen Cytochrom-p450-abhängigen alkoholoxidierenden System (MEOS) und γ-GT diskutiert wird.

Die Sensitivität ist wahrscheinlich nicht so hoch wie etwa die γ-GT, dennoch stellen die beiden Parameter interessante Marker dar, zumal pathologische Werte bei Abstinenzen bis zu 3 bis 4 Wochen persistieren können. Falsche positive HDL-Werte können vor allem durch Pharmaka (Sedativa, Tranquilizer etc.), körperliche Belastung und Untergewicht bedingt sein.

1.6.5 Begleitstoffanalytik

Im wesentlichen hat die Begleitstoffanalytik nur für forensische Fragestellungen Bedeutung. Durch die Bestimmung verschiedener Inhaltsstoffe alkoholischer Getränke wie Methanol, Isopropanol, Aceton und viele andere lassen sich Rückschlüsse über Trinkmenge und Zeitpunkt der Alkoholaufnahme ziehen. Die Analytik und Beurteilung liegt in der Hand von erfahrenen Toxikologen. Wegen der raschen Reversibilität pathologischer Veränderungen innerhalb weniger Stunden bis Tage ist der Wert der Begleitstoffanalytik für die klinische Diagnostik begrenzt. Besonderes Gewicht haben erhöhte Methanolkonzentrationen. Methanol ist in verschiedenen alkoholischen Getränken enthalten und wird bei gleichzeitiger Alkoholisierung

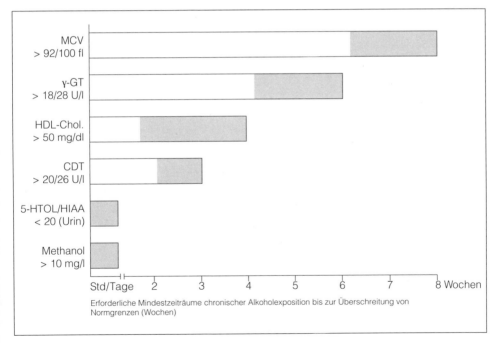

Abb. 1.2: Schema und Modell zur Darstellung der Wertigkeit biologischer Marker im Zeitverlauf (aus Gilg et al. 1995).

nicht oder kaum metabolisiert, kumuliert also. Konzentrationen über 10 mg/l deuten auf eine erhebliche Alkoholbelastung hin.

1.6.6 Andere potentielle Marker

Daneben werden neben einigen anderen potentiell interessanten, aber noch nicht ausreichend überprüften neuen Markern wie der 5-Hydroxytryptophol/5-Hydroxyindolessigsäure-Ratio im Urin, Dolichol, Tetrahydroisochinoline noch viele andere Marker diskutiert. Für die klinische Praxis dürften vor allem die oben genannten Marker von Bedeutung sein.

Von Gilg et al. (1995) wurde ein attraktives Modell vorgeschlagen, das die unterschiedlich langen Zeitintervalle berücksichtigt, in denen pathologische Werte wieder in den Normbereich zurückkehren. Seine Anwendung erlaubt eine genauere Abschätzung der diagnostischen Aussagekraft biologischer Marker (s. Abb. 1.2).

2 Komorbidität psychischer Störungen und Alkoholismus

Die meisten, aber nicht alle psychischen Störungen gehen mit einem erhöhten Risiko von Alkoholismus einher. Dies gilt z. B. für die Drogenabhängigkeit, andere Süchte und fraglich auch Eßstörungen, speziell die Bulimie (Schuckit et al. 1996) sowie einige Persönlichkeitsstörungen. Zahlenmäßig relevant ist vor allem die Komorbidität von Alkoholismus mit den „klassischen" psychiatrischen Störungen.

2.1 Angststörungen

Klinik

Klinisch unterscheidet man unter den Angststörungen die Agoraphobie mit und ohne Panikstörung, die soziale Phobie, die einfache oder isolierte Phobie, die generalisierte Angststörung und die posttraumatische Belastungsstörung. Im DSM-IV, nicht aber in der ICD-10, wird auch die Zwangsstörung unter den Angsterkrankungen aufgeführt. Leitsymptome der Panikstörung (DSM-IV-Nr. 300.01, ICD-10-Nr. F.41.0) sind das periodische und unerwartete Auftreten intensiver Angst oder Unbehagen, verbunden mit verschiedenen psychovegetativen Symptomen wie z. B. Zittern und Atemnot, Tachykardie, Schwitzen, Parästhesien, Übelkeit oder abdominellen Beschwerden – Symptomen also, wie sie auch beim Alkoholentzug auftreten. Oft ist die Panikstörung mit einer Agoraphobie gekoppelt (DSM-IV-Nr. 300.21, ICD-10-Nr. F.40.01). Die generalisierte Angststörung (DSM-IV-Nr. 300.02, ICD-10 Nr. F.41.1) ist durch eine starke Erwartungsangst oder andere übertriebene Angst, verbunden mit Symptomen einer motorischen Spannung und vegetativen Übererregbarkeit (Zittern, Atemnot, Schwitzen, Mundtrockenheit) und einer erhöhten Aufmerksamkeit gekennzeichnet.

Eine Häufung von Angststörungen bei Patienten mit Alkoholismus ist empirisch gut belegt (Übersicht bei Kushner et al. 1990, Cox et al. 1990, George et al. 1990). Als Erklärung für die häufige Assoziation von Angststörungen und Alkoholismus wird oft die Selbstbehandlungs- und Streßreduktionshypothese herangezogen (spannungslösender und anxiolytischer Effekt von Alkohol).

Allerdings ist die Wechselbeziehung von Angsterkrankungen, speziell der Panikstörung, und Alkoholismus sehr komplex, da in einem erheblichen Teil der Fälle die Erstmanifestation der Angstsymptomatik dem Beginn des Alkoholismus folgt (Kushner et al. 1990). Dies gilt weniger für die Agoraphobie und soziale Phobie, sondern vor allem für die Panikstörung, die generalisierte Angsterkrankung und die Zwangsstörung. Interessanterweise kann durch die Zufuhr von Alkohol Angst, insbesondere Panikattacken, ausgelöst werden (Übersicht bei Cox et al. 1990).

Die relative Häufung von Angsterkrankungen bei Patienten mit Alkoholismus wird nicht nur durch klinische, sondern auch epidemiologische Befunde belegt (Regier et al. 1990), wobei anscheinend vor allem Frauen betroffen sind. Die Ergebnisse der epidemiologisch konzipierten ECA-Studie belegen eine hohe Komorbidität der Panikstörung mit Alkoholismus bei jungen, nicht aber bei älteren Individuen (Krystal et al. 1992).

Auf neurochemischer Ebene könnte sowohl eine Dysfunktion im noradrenergen System (George et al. 1990) als auch im GABA- und Serotoninsystem (Tollefson 1991) sowie eine erhöhte zerebrale Erregbarkeit für das Auftreten von Angst bei Alkoholikern von Bedeutung sein.

Therapie

Alkoholiker mit Angsterkrankung erleben die Symptome eines Alkoholentzugssyndroms intensiver als andere Alkoholabhängige bzw. weisen schwere Entzugssymptome auf. Eventuell sind hier höhere Dosen sedierender Medikamente notwendig. Speziell bei Patienten mit Panikstörung kann Koffein neue Angstattacken triggern, so daß unter präventiven Gesichtspunkten eine Vermeidung oder Reduktion des Koffeinkonsums angestrebt werden sollte.

Eine psychopharmakologische Behandlung von Alkoholabhängigen ist dann sinnvoll, wenn nach mindestens 2 bis 4 Wochen Abstinenz die Angststörung persistiert. Für akute Angstattacken, speziell Panikattacken, bieten sich Anxiolytika an. Klassische Anxiolytika, etwa vom Typ der Benzodiazepine, besitzen aber ein erhebliches Suchtpotential und sind daher zur Therapie Alkoholabhängiger außerhalb der Entzugsbehandlung und der akuten Panikattacken kontraindiziert. Außerdem ist die Beeinträchtigung kognitiver Funktionen und der Reaktionsfähigkeit durch Benzodiazepine zu bedenken, erst recht in Kombination mit Alkohol. Vergleichbares gilt für andere Sedativa/Anxiolytika.

Bei der Panikstörung ist vor allem an den Einsatz von Trizyklika zu denken. Das diesbezüglich am besten untersuchte Trizyklikum ist Imipramin (Tofranil®). Hier sind im Regelfall zur Rezidivprophylaxe Dosen von 50 bis 150 mg/die indiziert. Alternativ können Serotoninwiederaufnahmehemmer vom Typ des Fluvoxamin (Fevarin® bis 150 mg/die) oder Fluoxetin (Fluctin®, 40 bis 60 mg/die) versucht werden. Ein mögliches Problem kann dabei die relativ schlechte Verträglichkeit z. B. von Fluvoxamin bei Alkoholikern sein (Kranzler et al. 1990). Erst in zweiter und dritter Linie ist an andere Psychopharmaka wie z. B. niederpotente Neuroleptika, Trazodon (Thombran®) und reversible Monoaminoxidase-Hemmer wie Moclobemid (Aurorix®) zu denken (Böning 1992). Über den Einsatz von β-Blockern bei Alkoholabhängigen mit Angststörung liegen noch keine gesicherten Befunde vor, speziell bei Patienten mit sozialer Phobie kann aber ein solcher Therapieversuch gerechtfertigt sein.

Besonders gut untersucht ist bei Alkoholabhängigen mit Angststörung dagegen das serotonerg wirkende Anxiolytikum Buspiron (Bespar®), das zudem den Vorteil hat, kein oder ein nur ganz geringes Suchtpotential zu besitzen (Bohn und Hersh 1994). Buspiron konnte im Tierversuch die Alkoholaufnahme senken. In einer offenen klinischen Untersuchung konnte gezeigt werden, daß Buspiron sowohl die Angstsymptomatik als auch das Verlangen, Alkohol zu trinken vermindern konnte (Kranzler und Myres 1989). In eine ähnliche Richtung deuten frühere Befunde von Bruno (1989) und eine Untersuchung von Tollefson et al. (1992). In der erstgenannten Untersuchung, einer 8-wöchigen placebokontrollierten Doppelblindstudie an 50 Patienten mit mäßigem Alkoholmißbrauch, war die Drop-out-Rate in der Gruppe der mit Buspiron (15 bis 30 mg) behandelten Alkoholiker signifikant niedriger als in der Kontrollgruppe. Buspiron schien sowohl das „Craving" als auch die Alkoholaufnahme deutlich zu reduzieren (Bruno 1989), während sich hinsichtlich der Gesamtmenge des konsumierten Alkohols zwischen den untersuchten Gruppen keine bedeutsamen Unterschiede fanden. Malcom et al. (1993) wiederum fanden, daß Buspiron in einer Dosis von 45 bis 60 mg/die weder den Alkoholkonsum, noch die Angstsymptomatik besser beeinflußte als Placebo.

Dagegen zeigte eine 12-wöchige placebokontrollierte Studie an 61 Alkoholabhängigen von Kranzler et al. (1995) einen signifikanten Effekt von Buspiron (40 bis 60 mg/die) auf beide Variablen, wobei die meisten Patienten an einer generalisierten Angststörung litten. Begleitend zur Pharmakotherapie wurde eine Psychotherapie zur Rückfallprävention durchgeführt. Die Beeinflussung der Angstsymptomatik war dabei insgesamt deutlicher als der Effekt auf die Trinkmenge. Bei Patienten ohne Angsterkrankung konnte dagegen kein Effekt von Buspiron auf den Alkoholkonsum gezeigt werden (Malec et al. 1996, s. Kap. 9.2.6.1).

Der Buspironmetabolit L-Pyrimidinylpoperazin verbesserte bei Patienten mit Angsterkrankung und Alkoholismus lediglich die Angstsymptomatik deutlich (Tollefson et al. 1991).

Am effektivsten ist im Regelfall die Kombination psychopharmakologischer mit psychotherapeutischen Verfahren. Hier ist in erster Linie an kognitiv-verhaltenstherapeutisch orientierte Therapien sowie Entspannungstechniken zu denken, erst in zweiter Linie an tiefenpsychologisch-analytisch ausgerichtete Therapien. Wichtige Therapieziele sind hier die Verbesserung des Selbstwertgefühls, Steigerung der Frustrationstoleranz und adäquater Umgang mit streß- und angstbesetzten Situationen.

2.2 Zwangsstörungen

Nur relativ wenige Alkoholabhängige weisen Symptome einer Zwangsstörung (DSM-IV-Nr. 300.3, ICD-10-Nr. F.42.0 bis 9) auf. Zwar zeigte sich in epidemiologischen Untersuchungen eine gewisse Häufung von Alkoholismus bei Patienten mit Zwangsstörungen (Karno et al. 1988), im klinischen Alltag sieht man solche Patienten aber eher selten. Bei beiden Erkrankungen wurde eine Störung der Impulskontrolle als zugrundeliegender Mechanismus postuliert. Aus tiefenpsychologischer Sicht spricht aber wenig für eine enge Beziehung zwischen der Zwangsstörung und dem Alkoholismus. Matussek (1958) betonte, daß bei der Zwangserkrankung der Drang in der Regel ich-fremder als bei der Sucht empfunden wird und der Zwangserkrankte das Vollzogene nicht so genießen kann wie der Süchtige sein Suchtmittel, dessen Lustgewinn durch Schuldgefühle zwar beeinträchtigt, aber nie ganz aufgehoben werden kann. Matussek fand, daß Sucht- und Zwangsstrukturen keine identischen Abwehrsymptome sind, sondern Antagonisten, die in einem Wechselverhältnis zueinander stehen.

Die Therapie der Zwangserkrankung bei Alkoholabhängigen folgt den sonst üblichen Richtlinien. Die Verhaltenstherapie hat sich als effektivstes psychotherapeutisches Verfahren bei Zwangsstörung erwiesen. Psychopharmakologisch wird heute vor allem Clomipramin (Anafranil®) in Dosen bis etwa 150 mg/die sowie alternativ Serotoninwiederaufnahmehemmer vom Typ des Fluvoxamin eingesetzt.

2.3 Affektive Erkrankungen

2.3.1 Alkohol und Depression

Die Komorbidität affektiver Erkrankungen (DSM-IV-Nr. 296.xx, ICD-10 Kapitel F.3) mit Alkoholismus ist in den letzten Jahren vermehrt in das Bewußtsein gerückt. Zahlreiche klinisch-empirische Studien belegen die relative Häufigkeit depressiver Syndrome bei Alkoholikern. Ihr Schweregrad, die Dauer und Ätiologie sind aber unterschiedlich. Folgende Klassifikation depressiver Syndrome bei Alkoholabhängigen ist möglich:
- Affektive Erkrankung mit sekundärem Alkoholismus
- Organisch bedingte affektive Störung bei Alkoholismus
- Alkoholtoxisch bedingtes depressives Syndrom
- Depressives Syndrom im Rahmen des Alkoholentzugs
- Reaktiv bedingtes depressives Syndrom mit Alkoholismus
- Depressives Syndrom im Rahmen einer anderen psychischen Störung (z. B. Schizophrenie) mit Alkoholismus

Eine andere Klassifikation wäre die nach ihrer chronologischen Abfolge in primäre (dem Alkoholismus vorangehende) oder sekundäre (dem Alkoholismus folgende) depressive Syndrome. Sie läßt die Frage nach der Ätiologie der Störung offen. Sekundäre depressive Syndrome bei Alkoholikern sind deutlich häufiger als primäre (Hasegawa et al. 1991). Für die Prognose und Therapie affektiver Störungen bei Alkoholabhängigen spielt die Frage des chronologischen Auftretens eine große Rolle: Depressive Syndrome bei primär Alkoholabhängigen bilden sich deutlich schneller zurück als bei primär affektiv Kranken. Die Intensität depressiver Syndrome bei primär affektiv Kranken scheint durch einen sekundären Alkoholismus nicht verstärkt zu werden (Brown et al. 1995).

Die Prävalenz für affektive Erkrankungen bei Alkoholikern wird in vielen Studien zwischen 30 und 60% angegeben (Übersicht bei Soyka et al. 1996). Dabei ist zu berücksichtigen, daß die Prävalenzraten von verschiedenen Variablen abhängen wie z. B. den eingesetzten Diagnose- und Untersuchungsinstrumenten (Keeler et al. 1979), dem Zeitpunkt der Untersuchung, dem aktuellen Trinkstatus und dem Geschlecht. Für primäre depressive Syndrome sind bei Alkoholikern Prävalenzraten von 2 bis 12% ermittelt worden, für sekundäre depressive Syndrome bei früher bestehendem Alkoholismus dagegen von 12 bis 51%. Die klarsten Ergebnisse lieferte die „Epidemiologic Catchment Area Study": Danach lag das Lebenszeitrisiko für depressive Störungen bei männlichen Alkoholikern bei 5%, während es für weibliche 19% betrug (Helzer und Pryzbeck 1988).

Nach starkem Alkoholkonsum und während Entzugsbehandlungen wurden deutlich höhere Prävalenzraten für depressive Syndrome ermittelt als während Entwöhnungsbehandlungen bzw. nach längerer Abstinenz. Während Entwöhnungsbehandlungen wurde bei Alkoholikern fast durchweg eine Abnahme depressiver Syndrome festgestellt. Im übrigen sind Alkoholabhängige in psychiatrischen und Suchtfachkliniken deutlich häufiger depressiv als z. B. Alkoholiker, die wegen einer Lebererkrankung internistisch behandelt werden müssen (Ewusi–Mensah et al. 1983).

2.3.2 Bipolare affektive Erkrankungen

Bei bipolaren affektiven Psychosen (DSM-IV-Nr. 296.xx, ICD-10 Nr. F 31.x) wurden mit wenigen Ausnahmen deutlich höhere Prävalenzraten für Alkoholismus ermittelt. In der epidemiologischen ECA-Studie wiesen Patienten mit Manien (DSM-IV-Nr. 296.ox, ICD-10 Nr. F. 30.x) eine Alkoholismusrate von 43,7% und damit ein 6,2fach erhöhtes Risiko für Alkoholismus auf (Helzer und Pryzbeck 1988, Regier et al. 1990). Dies war von allen „klassischen" psychiatrischen Störungen die höchste Prävalenz. Ein verstärkter Alkoholkonsum tritt vor allem während manischer Phasen auf. Es gibt einige Hinweise, daß Patienten mit gleichzeitigem Substanzmißbrauch ein höheres Risiko für einen „rapid-cycling-Verlauf" haben (Keller et al. 1986, Sonne et al. 1994). Eine gehäufte familiäre Belastung mit Alkoholismus ist bei Patienten mit bipolaren Störungen unwahrscheinlich (Winokur et al. 1993).

2.3.3 Therapie mit Antidepressiva

Wegen der oben angesprochenen raschen Reversibilität vieler depressiver Syndrome bei Alkoholabhängigen nach erreichter Abstinenz empfiehlt es sich grundsätzlich, etwa 2 bis 4 Wochen zu warten, bevor die Indikation zu einer solchen Behandlung gestellt wird. An der Effektivität der unten angesprochenen Substanzgruppen bei nicht alkoholkranken Patienten kann kein Zweifel bestehen. Leider sind bei Alkoholkranken nur sehr wenige kontrollierte klinische Prüfungen zur Therapie depressiver Erkrankungen durchgeführt worden. Einige Studien mit Antidepressiva wurden mit dem Ansatz der Rückfallprophylaxe, andere auch zur Behandlung des Alkoholentzugssyndroms oder kognitiver Störungen durchgeführt; die diesbezüglichen Ergebnisse werden in den nachfolgenden Kapiteln und in den Kapiteln 9.2.3 bis 9.2.7.2 zusammenfassend dargestellt. Mit Ausnahme einiger Untersuchungen mit Serotoninwiederaufnahmehemmern haben die meisten Studien enttäuschende Ergebnisse geliefert, so daß heute im wesentlichen bei Alkoholikern nur der Einsatz von Antidepressiva zur Therapie depressiver Syndrome gerechtfertigt erscheint.

Generell sind bei Alkoholabhängigen dieselben Risiken und Nebenwirkungen zu berücksichtigen und zu erwarten wie bei anderen Patienten. Dazu gehören Sedierung, Intoxikationen, Unverträglichkeitsreaktionen etc. Sie sollen nur kurz angesprochen werden. Zu den speziellen pharmakologischen Interaktionen psychotroper Substanzen mit Alkohol siehe Kapitel 10.

2.3.3.1 Tri- und tetrazyklische Antidepressiva

Wirksamkeit

Anders als die unten dargestellten selektiven Antidepressiva der zweiten Generation, speziell die Serotoninwiederaufnahmehemmer, beeinflussen sie in unterschiedlichem Ausmaß mehrere Neurotransmittersysteme und Rezeptoren gleichzeitig, vor allem das serotonerge, noradrenerge und cholinerge System.

Bei Alkoholikern wurden in früheren Studien vor allem Imipramin, Amitriptylin und Doxepin untersucht (Übersicht bei Jaffe et al. 1992, Bohn und Hersh 1994). Die meisten Arbeiten lieferten enttäuschende Ergebnisse und zeigten, daß Trizyklika in der Behandlung depressiver Syndrome bei Alkoholikern nur von geringem Nutzen waren.

Gegen diese Untersuchungen lassen sich folgende Kritikpunkte anführen:

1. Die meisten Studien hatten nicht zwischen den verschiedenen Formen depressiver Syndrome unterschieden (z. B. Dysthymie oder primäre affektive Störungen)
2. Plasmaspiegel zur Kontrolle einer adäquaten Dosis und der Compliance waren nicht bestimmt worden
3. Veränderungen der Depressivität und der Trinkgewohnheiten war nicht adäquat erfaßt worden
4. In den meisten Studien waren vergleichsweise geringe Dosen gewählt worden
5. In den meisten Untersuchungen war die Behandlung etwa 2 Wochen nach Beginn der Abstinenz begonnen worden, also zu einem Zeitpunkt, zu dem bei Alkoholabhängigen eine große Zahl von depressiven Syndromen spontan abklingen
6. Die zusätzlich durchgeführte psychotherapeutisch-psychosoziale Therapie wurde kaum oder gar nicht spezifiziert.

Methodisch überzeugender sind einige neuere Untersuchungen, die der Frage der Wirksamkeit von Trizyklika in der Behandlung von Alkoholikern nachgingen. Dabei erwies sich in einer 6-monatigen placebokontrollierten Doppelblindstudie an 42 Patienten – 16 mit, 26 ohne depressive Störungen – (Mason und Kocsis 1991), daß die mit Desipramin (Pertofran®) behandelten Patienten (Durchschnittsdosis 275 mg/die) bei Studienende zwar weniger depressiv, nicht aber signifikant häufiger abstinent waren. Auch eine weitere placebokontrollierte Doppelblindstudie mit Desipramin an 71 alkoholabhängigen Patienten, davon 28 mit sekundärer Depression, zeigte einen guten antidepressiven Effekt der Substanz, während die Rückfallrate der nichtdepressiven Alkoholiker durch Desipramin nicht beeinflußt wurde (Mason et al. 1996).

Nunes et al. (1993) führten eine 12-wöchige offene Prüfung mit Imipramin (Tofranil®) an 85 Patienten mit Dysthymie oder primären affektiven Erkrankungen durch. 60 Patienten mit einer Mindestdosis von 150 mg/die waren nach 4 Wochen noch in der Studie. Davon war bei 27 (45%) eine deutliche Verbesserung der depressiven Symptomatik und eine Reduktion der Trinkmenge (oder Abstinenz) festzustellen. 3 weitere Patienten zeigten eine Verbesserung nach Erhöhung der Dosis, 5 weitere nach zusätzlicher Gabe von Disulfiram. 23 dieser insgesamt 35 Patienten wurden beim Studienende genauer untersucht. Von den Patienten, die weiter Imipramin nahmen, wurden 31% rückfällig, während von den Patienten der Placebogruppe 70% rückfällig wurden (p = 0,09). Bei einer Reihe von Patienten der Placebogruppe führte die Gabe von Imipramin zu einer Verbesserung von Stimmung und Trinkverhalten. Angesichts der sehr kleinen Fallzahl sind diese Ergebnisse nur mit äußerster Zurückhaltung zu interpretieren, deuten aber auf einen gewissen Effekt von Imipramin bei depressiven Alkoholikern hin.

Eine weitere placebokontrollierte Doppelblindstudie mit Imipramin an 69 Alkoholabhängigen mit primärer Depression, erstmals aufgetreten vor Beginn des Alkoholismus oder während längerer Abstinenzphasen, wurde von McGrath et al. (1996) durchgeführt. Imipramin erwies sich als sicheres und effektives Medikament in der Behandlung der Depression, während ein Einfluß auf das Trinkverhalten nicht nachgewiesen werden konnte.

Insgesamt dürften Trizyklika am ehesten bei Alkoholikern mit schweren depressiven Syndromen (Jaffe et al. 1992), weniger zur Veränderung des Suchtverhaltens indiziert sein.

Nebenwirkungen und Kontraindikationen

Bei alkoholkranken Patienten sind die üblichen Nebenwirkungen von Trizyklika zu bedenken. Kontraindiziert sind sie bei Patienten mit Epilepsie, schweren Herzerkrankungen wie -rhythmusstörungen, Leber- und Nierenerkrankungen, Glaukom, Prostatahypertrophie, Blasenausgangsobstruktion, Gleichgewichtsstörungen und dementiellen Störungen. Wichtig ist vor allem die Beachtung kardialer Risiken: Auch bei niedrigeren Antidepressivaspiegeln wiesen Alkoholiker eine größere Verlängerung des PR-Intervalls als die Kontrollen auf, so daß regelmäßige EKG-Kontrollen notwendig erscheinen (Ciraulo et al. 1990). Weitere wichtige Nebenwirkungen sind Sedation, Verwirrtheit und, erst recht bei gleichzeitigem Alkoholkonsum, Beeinträchtigung der Reaktionsfähigkeit (Fahrtüchtigkeit). Die gleichzeitige Einnahme von Trizyklika und Alkohol kann zu sog. „blackouts" führen (Hudson 1981). Die Suizidrate depressiver Alkoholkranker ist noch höher als die, ohnehin schon hohe, anderer Alkoholabhängiger und Psychopharmaka, insbesondere Trizyklika, bieten sich als Mittel zum Suizid an. Daher sollten sie im ambulanten Bereich nicht in zu großen Mengen verordnet werden.

Interaktion Alkohol – Trizyklika

Alkohol kann durch die Induktion der hepatischen mikrosomalen Aktivität den Metabolismus von Trizyklika beschleunigen (s. Kap. 10). In einer Untersuchung von Ciraulo et al. (1982) war der Plasmaspiegel von Imipramin in einer Gruppe depressiver Alkoholiker niedriger als in der Kontrollgruppe nicht alkoholkranker Depressiver bzw. die Clearance 2,5 mal höher als bei den Kontrollen. Ähnliche Ergebnisse zeigte eine Untersuchung bei Amitriptylin (Sandoz et al. 1983). Die Clearance von Desipramin wird wahrscheinlich weniger stark verändert als die von Imipramin (Ciraulo et al. 1988). Außerdem kann akute Alkoholzufuhr durch Interferierung mit dem first-pass Metabolismus in der Leber zu einer Erhöhung der Plasmaspiegel von Amitriptylin führen. Erhöhte Imipraminspiegel können bei gleichzeitiger Disulfirameinnahme durch eine Inhibierung des MEOS-Systems hervorgerufen werden.

Umgekehrt beeinflussen Trizyklika wahrscheinlich auch den Alkoholmetabolismus: Imipramin, Clomipramin und Amitriptylin wirken in vitro inhibitorisch auf die Aktivität der Alkoholdehydrogenase (ADH), z. T. aber auch aktivierend (Roig et al. 1991).

2.3.3.2 Monoaminoxidasehemmer

Frühe Untersuchungen zur Wirksamkeit von MAO-Hemmern in der Behandlung von Alkoholabhängigen lieferten negative Ergebnisse (Übersicht bei Soyka 1995). In einer Untersuchung von Schottenfeld et al. (1989) zeigte sich, daß bei sorgfältiger Erfassung medizinischer Begleiterkrankungen und anderer Ausschlußkriterien sowie Aufklärung der Patienten die praktische Durchführung einer Studie zur Behandlung depressiver Syndrome bei Alkoholikern mit MAO-Hemmern unmöglich war. Eine Therapie mit den – irreversiblen – MAO-Hemmern (Typ A) wäre bei Alkoholikern am ehesten in der Behandlung von Angstzuständen und Dysphorie (Jaffe et al. 1992) denkbar. Die strengen Diätvorschriften (tyraminarme Kost) und die Hepatotoxizität dieser Substanzgruppe stehen ihrem Einsatz bei Alkoholabhängigen aber im Wege. MAO-Inhibitoren können disulfiram-ähnliche Reaktionen bei Alkoholikern hervorrufen. Manche alkoholischen Getränke, speziell Rotwein und dunkles Bier, enthalten Tyramin, was bei gleichzeitiger Einnahme von Alkohol zu schweren hypertensiven Krisen und intrazerebralen Blutungen führen kann. Außerdem sind bei alkoholabhängigen Patienten mit gleichzeitiger Einnahme von Sympathomimetika wie Kokain und Amphetaminen MAO-Hemmer kontraindiziert. Tranylcypromin inhibiert im übrigen in vitro die Aktivität der ADH (Roig et al. 1991).

Über die Behandlung Alkoholabhängiger mit den neueren reversiblen MAO-Hemmern (Typ B) liegen bislang kaum Befunde vor. Interessanterweise deuten eine Reihe von Untersuchungen darauf hin, daß bei Alkoholabhängigen die Aktivität des Enzyms Monoaminoxidase B (MAO B), das am Abbau des Neurotransmitters Dopamin beteiligt ist, vermindert ist. Dopamin spielt als sog. „Emotionstransmitter" wahrscheinlich eine große Rolle bei der Vermittlung psychotroper Effekte verschiedener Rauschdrogen einschließlich Alkohol. Die Beurteilung der insgesamt zahlreichen diesbezüglichen Befunde bei Alkoholabhängigen wird dadurch erschwert, daß viele Alkoholiker gleichzeitig rauchen. In den Gehirnen von Rauchern wiederum konnte jüngst eine um 40% verminderte Aktivität der MAO B nachgewiesen werden (Fowler et al. 1996). Interessanterweise scheint der MAO A-Inhibitor Moclobemid die Abstinenz bei Rauchern zu erleichtern, wie erste Untersuchungen belegen (Berlin et al. 1995). Möglicherweise bietet sich diese Substanz auch zur pharmako-gestützten Rückfallprophylaxe bei Alkoholabhängigen an. Bislang sind allerdings keine entsprechenden Untersuchungen durchgeführt worden.

2.3.3.3 „Atypische" Antidepressiva

Auch hier liegen nur wenige Untersuchungen vor. Viloxazin (Vivalan®) erwies sich in einer placebokontrollierten Doppelblindstudie an 30 Alkoholikern in der Behandlung depressiver Verstimmungen als wirksam, während die Befunde hinsichtlich des Alkoholkonsums weniger überzeugend sind (Altamura et al. 1990). Vereinzelt wurde ein positiver Effekt von Trazodon (Thombran®) auf Entzugssyndrome (Roccatagliata et al. 1980) und auch auf depressive Syndrome bei Alkoholikern (Stolberg-Stolberg 1982) berichtet. Die vorliegenden Erkenntnisse rechtfertigen aber noch nicht konkrete Therapieempfehlungen.

Einige Befunde deuten darauf hin, daß das Antidepressivum Tianeptin die Alkoholaufnahme beeinflussen könnte. Die molekulare Struktur von Tianeptin

(Trevilor®) ähnelt dem der Trizyklika, die Substanz hat aber ein anderes Wirkprofil und steigert vor allem die Wiederaufnahme von 5-HT. In einer einjährigen Studie an depressiven Alkoholabhängigen zeigte sich, daß Tianeptin (Durchschnittsdosis 37,5 mg) ein wirksames und recht sicheres Antidepressivum ohne gravierende Nebenwirkungen ist (Malka et al. 1992). Die γ-GT als Hinweis auf Alkoholkonsum nahm im Therapieverlauf ab. In einer weiteren Untersuchung an depressiven Alkoholikern waren Tianeptin (Dosis 37,5 mg/die) und Amitriptylin (75 mg/die) gleich effektiv. Tianeptin zeigte dabei auch einen guten anxiolytischen Effekt (Lôo et al. 1988).

2.3.3.4 Serotoninwiederaufnahmehemmer

Wirksamkeit

Eine ganze Reihe von Befunden belegen, daß bei einem speziellen Subtyp von Alkoholabhängigen, der klinisch durch einen früheren Krankheitsbeginn, Impulsivität, soziopathisches Verhalten, Angst und depressive Syndrome gekennzeichnet ist (Babor et al. 1992), ein serotonerges Defizit vorzuliegen scheint. Es wurden eine große Anzahl von klinischen Prüfungen durchgeführt, um die Wirksamkeit von Serotoninwiederaufnahmehemmern in der Rückfallprophylaxe bei Alkoholabhängigen zu untersuchen. Die Ergebnisse dieser Untersuchungen werden in Kapitel 9.2.6.2 dargestellt. Insgesamt haben sie eher unbefriedigende Ergebnisse erbracht. Günstiger sind die bisherigen Therapieerfahrungen mit Serotoninwiederaufnahmehemmern bei Alkoholabhängigen mit major depression: In einer 8-wöchigen offenen Prüfung an 12 alkoholabhängigen Patienten mit major depression konnte Fluoxetin in einer Dosis von 20 bis 40 mg/die Depressivität, aber auch das Trinkverhalten deutlich verbessern (Cornelius et al. 1992). Auch in einer weiteren Untersuchung an schwer depressiven Patienten zeigte Fluoxetin einen guten antidepressiven Effekt (Cornelius et al. 1993). Vom Ergebnis weiterer Doppelblindstudien wird es abhängen, ob Fluoxetin oder andere Serotoninwiederaufnahmehemmer bei depressiven Alkoholikern empfohlen werden können.

Nebenwirkungen

Zu den wichtigsten Nebenwirkungen der Serotoninwiederaufnahmehemmer gehören Übelkeit, Gewichtsverlust, Schlafstörungen und gelegentlich auch Angstzustände. Die meisten Studien zur Wirksamkeit von Serotoninwiederaufnahmehemmern bei Alkoholikern haben eine relativ gute Verträglichkeit und geringe Nebenwirkungen gezeigt. Eine Untersuchung mit Fluvoxamin zeigte allerdings eine sehr schlechte Verträglichkeit (Kranzler et al. 1990).

2.3.3.5 5-HT-Antagonisten

Hier wurde bislang vor allem der 5-HT$_2$-Antagonist Ritanserin untersucht. Tierexperimentelle Befunde hatten eine Effizienz von Ritanserin bei Alkoholabhängigen nahegelegt (Meert und Janssen 1992). Monti und Alterwain (1991) beschrieben bei 5 alkoholkranken Patienten eine deutliche Minderung von depressiven und ängstlichen Symptomen und eine höhere Abstinenzrate unter einer Therapie mit 10 mg Ritanserin. In einer großen placebokontrollierten Doppelblindstudie zur Frage der rückfallvermindernden Wirkung bei Alkoholabhängigen war Ritanserin (Dosis 10 mg und 40 mg) gegenüber Placebo allerdings nicht überlegen (unpublizierte Studie, siehe dazu Böning 1996 und Kap. 9.2.6.3) und auch eine weitere Untersuchung von Naranjo et al. (1995) hat negative Befunde ergeben. Der Einsatz von Ritanserin bei Alkoholikern kann zur Zeit nicht empfohlen werden.

2.3.3.6 Lithium

Lithium hat sich in der Behandlung der Alkoholabhängigkeit als weitgehend wirkungslos erwiesen (Fawcett et al. 1987), wobei auch depressive Alkoholiker keine besseren Ergebnisse zeigten (Dorus et al. 1989, de la Fuente et al. 1989). Anders ist die Frage zu beurteilen, ob Lithium bei Alkoholabhängigen mit bipolaren affektiven Erkrankungen in Frage kommt. Zwar liegen hier nur sehr begrenzte Erfahrungen vor, die klinische Erfahrung zeigt aber, daß Patienten mit bipolaren affektiven Erkrankungen unter einer Lithiumtherapie weniger Alkohol trinken (Goodwin und Jameson 1990), und neuere Untersuchungen deuten auf einen günstigen Effekt von Lithium auf Affekt und Trinkverhalten bei jungen Patienten mit bipolarer Erkrankung hin (Geller et al. 1992).

Peinlich genau müssen gerade bei Alkoholabhängigen die Nebenwirkungen von Lithium beachtet werden: Übelkeit, Durchfall, Zittern, eine Schilddrüsenunterfunktion, zerebelläre oder andere neurologische Auffälligkeiten. Durch eine alkoholbedingte Diurese können sich die Serumspiegel vermindern. Die größte Gefahr droht angesichts der geringen therapeutischen Breite von Lithium durch akzidentelle oder suizidale Intoxikationen.

2.3.3.7 Carbamazepin

Carbamazepin (Tegretal®, Timonil®, Finlepsin® u. a) wird heute neben Lithium in der Therapie bipolarer affektiver Erkrankungen und vor allem schizoaffektiver Psychosen eingesetzt. Über die Wirksamkeit von Carbamazepin bei Alkoholabhängigen mit bipolaren affektiven Erkrankungen liegen keine gesicherten Erkenntnisse vor. Der Substanz kommt vor allem eine gewisse Bedeutung in der Behandlung des Alkoholentzugssyndroms zu (s. Kap. 5.1). Als Anti-Craving-Medikament (Behandlung des Suchtdrucks) ist Carbamazepin bislang kaum überprüft worden (Müller et al. 1995). Carbamazepin kann zum jetzigen Zeitpunkt nur bei Patienten mit bipolarer affektiver Erkrankung empfohlen werden, bei denen eine Lithiumtherapie keinen Effekt zeigte.

2.3.3.8 Valproinsäure

Das Antiepileptikum Valproinsäure (Ergenyl®, Leptilan®, Orfiril® u. a.) ist ein Medikament zweiter Wahl in der Therapie bipolarer affektiver Erkrankungen. Aufgrund seiner hepatotoxischen Wirkung sollte es bei Alkoholabhängigen nur zurückhaltend eingesetzt werden. Über die Wirksamkeit von Valproinsäure bei Alkoholabhängigen mit bipolaren affektiven Erkrankungen liegen nur wenige Erfahrungen vor. Immerhin konnten Brady et al. (1995) in einer 16-wöchigen offenen Untersuchung an 9 Patienten mit bipolarer affektiver Erkrankung und gleichzeitigem Substanzmißbrauch (in 5 Fällen Alkoholismus) zeigen, daß durch Valproinsäure (Durchschnittsdosis ca. 1600 mg/die) sowohl die Psychopathologie als auch der Suchtmittelkonsum günstig beeinflußt werden konnte. Schwere Nebenwirkungen traten während der Behandlung nicht auf.

2.4 Suizidalität und Suizide bei Alkoholabhängigen

Zur hohen Mortalität von Alkoholabhängigen tragen nicht nur die verschiedenen somatischen und neurologischen Folgestörungen des Alkoholismus sowie eine Häufung von Unfällen und Verletzungen bei, sondern auch die hohe Suizidrate. Eine Alkoholisierung spielt bei Suizidversuchen eine große Rolle und die Häufung von Suiziden und Suizidversuchen bei Alkoholabhängigen ist seit Jahrzehnten bekannt. Suchterkrankungen und speziell Alkoholismus wurden als „protrahierter Selbstmord" aufgefaßt. Die Suizidfor-

Tab. 2.1: Risikofaktoren für Suizidhandlungen bei Alkoholabhängigen (nach Soyka 1995).

früher Beginn des Alkoholmißbrauchs
hohe Trinkmengen
lange Trinkdauer

frühere Suizidhandlungen

weitere psychische Störung

insbesondere:
depressive Syndrome, affektive Erkrankungen
antisoziale Verhaltensmuster, Impulsivität
Persönlichkeitsstörungen
Angsterkrankungen
hirnorganisches Psychosyndrom, Alkoholpsychosen (?)

zusätzlicher Substanzmißbrauch

positive Familienanamnese für Alkoholismus und Depression

schwere körperliche Folgeschäden

soziale Folgeschäden, insbesondere:
alleinstehend (geschieden, verwitwet)
niedriger sozioökonomischer Status
Arbeitslosigkeit

männliches Geschlecht (?)

zentrales Serotonindefizit (?)

Akute Risikofaktoren

Verlust oder Trennung von einem nahen Angehörigen innerhalb der letzten 6 Wochen

Zeitraum kurz nach einer stationären Behandlung

schung hat in den vergangenen Jahren große Fortschritte gemacht und einige neue Erkenntnisse können dazu beitragen, individuelle Risikofaktoren und damit das Suizidrisiko bei Alkoholabhängigen besser zu erfassen.

Das Lebenszeitrisiko für Suizidhandlungen bei Alkoholabhängigen wurde mit 11% bis 15% angegeben (Übersicht bei Murphy et al. 1992), wobei diese Zahlen wahrscheinlich zu hoch sind. Aber auch bei eher zurückhaltender Einschätzung des Suizidrisikos mit einem Lebenszeitrisiko von etwa 2 bis 3% kamen Murphy und Wetzel (1990) zu dem Schluß, daß die Suizidrate von Alkoholabhängigen 60- bis 120-fach höher liegt als bei psychisch Gesunden. Alkoholismus ist damit für ca. 25% der Suizide verantwortlich. Eine ähnliche Auffassung vertreten Duffy und Kreitman (1993). Die Anzahl von Suizidversuchen bei Alkoholabhängigen liegt noch wesentlich höher als die Zahl vollendeter Suizide (Merrill et al. 1992).

Eine aktive und wirkungsvolle Suizidprophylaxe setzt die Kenntnis von Risikofaktoren für Suizidhandlungen voraus. In empirischen Untersuchungen sind bei Alkoholabhängigen eine Reihe von möglichen Risikofaktoren gefunden worden, die in Tabelle 2.1 zusammenfassend dargestellt sind. Wichtig ist vor allem die Komorbidität mit psychischen Störungen, speziell depressiven Syndromen, psychosoziale und gesundheitliche Probleme, ein zusätzlicher Substanz- bzw. Drogenmißbrauch sowie ein im Vergleich früher Beginn des Alkoholismus mit hoher Trinkmenge. Akut kann der Verlust bzw. die Trennung von einem Angehörigen, der Arbeitsplatzverlust, andere innerpersonelle Stressoren, aber auch ein Alkoholrückfall zu entsprechenden Reaktionen führen (Duberstein et a. 1993).

Obwohl viele Alkoholabhängige vor einem Suizidversuch Ärzte oder Beratungsstellen kontaktieren und Hilfe suchen, wird das Suizidrisiko häufig übersehen (Wolk-Wassermann 1987).

Zu einer aktiven Suizidprophylaxe können abgesehen von einer möglichen stationären Aufnahme, die bei akuter Suizidalität nicht zu umgehen ist, auch die Anbindung des Patienten an eine bestimmte Institution oder Selbsthilfegruppe, eine antidepressive Medikation (cave Intoxikation) sowie der Kontakt zu Angehörigen und Freunden zählen. Da abstinente Alkoholabhängige offensichtlich kein wesentlich erhöhtes Suizidrisiko aufweisen (Murphy und Wetzel 1990), kommt der Behandlung der Alkoholabhängigkeit auch unter suizidpräventiven Gesichtspunkten eine große Bedeutung zu.

2.5 Alkohol und Schizophrenie

Klinik

Zur Prävalenz von Alkoholmißbrauch und -abhängigkeit bei schizophrenen Patienten wurden in den letzten Jahren zahlreiche Untersuchungen vorgelegt, die fast durchgehend eine gegenüber der Normalbevölkerung erheblich gesteigerte Alkoholismusrate erkennen lassen (Mueser et al. 1990, Soyka 1994). In einer Reihe von überwiegend angloamerikanischen, klinisch-empirischen Arbeiten wurden Prävalenzzahlen für Alkoholmißbrauch/-abhängigkeit bei Schizophrenen von 12 bis 59% mitgeteilt. In einigen selektionierten Stichproben wurden z. T. noch höhere Raten ermittelt. Neben Alkohol konsumieren Schizophrene vor allem Cannabis und Psychostimulantien, seltener dagegen Narkotika, speziell Opiate.

In eigenen Untersuchungen an zwei stationär im Bezirkskrankenhaus Haar (n = 447) und der Psychiatrischen Klinik der Universität München (n = 183) behandelten Gruppen schizophrener Patienten konnte eine „lifetime" Prävalenz für Alkoholmißbrauch von 17,5% bzw. 34,6% gefunden werden (Soyka et al. 1993). Grundsätzlich ist ein Substanzmißbrauch bei männlichen Schizophrenen wesentlich häufiger als bei weiblichen. Besonders überzeugend konnte die hohe Komorbidität in epidemiologischen Studien gezeigt werden: In der amerikanischen ECA-Studie konnte bei Schizophrenen mit rund 34% eine vierfach erhöhte Alkoholismusrate gefunden werden (Helzer und Pryzbeck 1988). In den meisten Fällen entwickelt sich ein Alkoholismus erst nach Erstmanifestation der Psychose, obwohl auch gegenteilige Verläufe vorkommen. Klinisch unterscheiden sich schizophrene Patienten mit Alkoholismus von anderen Schizophrenen in vielerlei Hinsicht. Sie weisen in der Regel mehr produktiv-psychotische und eher weniger „Negativ"-Symptome auf, haben einen ungünstigeren Krankheitsverlauf, eine höhere Rehospitalisierungsrate, fraglich auch eine bessere prämorbide Anpassung (Dixon et al. 1991). Gut belegt ist bei Schizophrenen mit Substanzmißbrauch eine höhere Rate von Suizidversuchen, und auch das Risiko für aggressive und deliquente Handlungen ist offensichtlich erhöht.

Alkohol wirkt auf produktiv-psychotische Symptome individuell sehr unterschiedlich und kann sowohl zu einer Verbesserung wie Verschlechterung psychotischer Symptome führen (Drake et al. 1989, Noordsy et al. 1992). Als Grund für die hohe Komorbidität von Schizophrenien und Alkoholismus wird, wie bei anderen psychischen Störungen, häufig die sog. Selbstbehandlungshypothese vertreten. Außerdem werden neben einer Verminderung von Ängsten, depressiven Verstimmungen und psychotischen Symptomen auch das Zugehörigkeitsgefühl zu einer bestimmten Subkultur, Langeweile, Ängste, Schlafstörungen, Kontaktschwierigkeiten und andere soziale Gründe genannt.

Therapie

Bislang liegen nur wenige gesicherte Befunde zur Therapie alkoholkranker Schizophrener vor. Die psychopharmakologische Behandlung unterscheidet sich dabei nicht grundsätzlich von der anderer schizophrener Patienten (Mueser et al. 1992, Soyka 1994, 1996). Neuroleptika sollten bei der Exazerbation einer psychotischen Symptomatik in eher mittleren Dosierungen gegeben werden (Siris 1990). Höhere Dosierungen haben sich als therapeutisch kaum überlegen erwiesen, außerdem ist bei süchtigen Schizophrenen eine Remission alkohol- oder drogeninduzierter psychotischer Symptome unter Abstinenz zu erwarten. Während ein vermindertes therapeutisches Ansprechen auf Neuroleptika bei verschiedenen Drogen wie z. B. Cannabis beschrieben und ein Cannabis-Neuroleptika-Antagonismus diskutiert wurde (Knudsen und Vilmar 1984), sind die Befunde hinsichtlich der Interaktion von Alkohol und Psychopharmaka weniger klar. Die hohe Rate an psychotischen Rezidiven bei Schizophrenen mit Substanzmißbrauch könnte neben einer offenkundig hohen Non-Compliance z. T. auch pharmakologische Gründe haben: Soni et al. (1991) fanden, daß Alkohol zu einer Verringerung der Serumspiegel von Neuroleptika

(z. B. Fluphenazin) führt. Im Einzelfall kann deswegen bei ungenügendem klinischen Ansprechen, wenn möglich, die Messung von Plasmaspiegeln sinnvoll sein. Wegen der hohen Rate an psychotischen Rezidiven und der häufigen Non-Compliance ist bei alkoholkranken Schizophrenen die Indikation zur Behandlung mit Depot-Neuroleptika wie z. B. Haloperidol-Decanoat sorgfältig in Erwägung zu ziehen.

Ein bei Alkoholkranken möglicherweise besonders geeignetes Neuroleptikum ist Flupentixol (Fluanxol®), das sowohl oral als auch in Depotform gegeben werden kann. Der antipsychotische Effekt dieses Neuroleptikums ist gesichert, und eine Reihe von Befunden deuten auf einen möglichen Anti-Craving-Effekt von Flupentixol bei Alkoholabhängigen hin (s. Kap. 9.2.7.2), wie auch eigene kasuistische Erfahrungen mit Schizophrenen belegen (Soyka und Sand 1995).

Andere mögliche pharmakologische Interventionen bei alkoholkranken Schizophrenen seien unter Verweis auf weiterführende Literatur (Siris 1990, Soyka 1996) nur stichwortartig genannt: Biperiden (Akineton®) und andere Anticholinergika können helfen, das Risiko für extrapyramidalmotorische Nebenwirkungen, häufig als Erklärung für einen Substanzmißbrauch bei Schizophrenen genannt, zu vermindern.

Einige Befunde deuten darauf hin, daß Schizophrene mit Alkoholmißbrauch und -abhängigkeit gehäuft an Spätdyskinesien erkranken (Dixon et al. 1992, Olivera et al. 1990). Aus dem selben Grund ist eine Therapie mit atypischen Neuroleptika, in erster Linie Clozapin (Leponex®) trotz des bekannten Agranulozytoserisikos und der bei Rauschdrogen verstärkt zu befürchtenden pharmakologischen Interaktionen zu diskutieren. Bei persistierenden depressiven Syndromen, die im Einzelfall manchmal schwierig von pharmakogen induzierten Depressionen abzugrenzen sind, kann auch eine antidepressive Behandlung notwendig werden.

Disulfiram (Antabus®), das bei alkoholabhängigen Schizophrenen gelegentlich eingesetzt wird (Kingsbury und Salzman 1990), ist bei Schizophrenen im Regelfall kontraindiziert, da Disulfiram selbst schizophrenieähnliche Psychosen verursachen bzw. psychotische Symptome bei remittierten Schizophrenen provozieren kann.

Wichtig ist in jedem Fall die Psycho- und Soziotherapie alkoholkranker Schizophrener, auch wenn hier bislang wenig Untersuchungen zur Effizienz bestimmter Verfahren durchgeführt wurden (Siris und Docherty 1990). Eine Psychotherapie im weitesten Sinne kann erst nach ausreichender Remission der psychotischen Symptomatik begonnen werden. Schwoon (1992) nannte als besonders zu berücksichtigende Probleme suchtkranker Schizophrener entwicklungs- und lebenspraktische sowie kognitive und emotionale Defizite.

Eher konfrontativ ausgerichtete Therapiekonzepte für alkoholabhängige Schizophrene sind wegen der Gefahr psychotischer Exazerbationen eher ungünstig. Vergleichbares gilt in vielen Fällen auch für Selbsthilfegruppen. Supportive Therapien sind im Regelfall erfolgversprechender. Verhaltenstherapie, psychoedukative Elemente und Familientherapie sind weitere wichtige Bausteine, ebenso regelmäßige Alkomat- und Urinkontrollen zum Ausschluß eines Substanzmißbrauchs.

3 Körperliche Folgestörungen

Alkohol schädigt eine Vielzahl von Organen und Organsystemen entweder direkt toxisch durch Einwirkung auf die Zelle und lokale Gewebsschädigungen oder indirekt durch Stoffwechselstörungen wie z. B. eine mit dem Alkoholismus einhergehende Malnutrition, Hypovitaminosen oder auch durch Interaktion mit anderen toxischen Substanzen (Ashley et al. 1977, Ishak et al. 1991) sowie durch Bildung von Metaboliten wie z. B. Acetaldehyd, die ihrerseits toxisch wirken. Dazu kommen Veränderungen der Durchblutung und verschiedene andere Stoffwechselveränderungen. Auch die in alkoholischen Getränken enthaltenen Begleitstoffe wie z. B. Fuselalkohole (Methanol etc.) oder Nitrosamine können toxisch wirken. Fast jedes Organsystem kann dabei betroffen sein. Bezüglich der pathophysiologischen Grundlagen bestimmter alkoholbedingter Folgestörungen sei auf aktuelle Handbücher verwiesen (Seitz et al. 1995).

Ebenfalls gesichert ist eine deutlich erhöhte Mortalität Alkoholabhängiger im Vergleich zur Normalbevölkerung (Übersicht bei Feuerlein 1996). Die Höhe der Übersterblichkeit von Alkoholabhängigen liegt in verschiedenen Studien dabei zwischen 2,5% und 4,7%; in der westdeutschen MEAT-Studie (Munich Evaluation for Alcoholism Treatment) wurde sogar eine Übersterblichkeit von rund 8% gefunden.

Die häufigsten Todesursachen bei alkoholkranken Männern sind nach einer Statistik von Lindberg und Agren (1988) die Leberzirrhose (15,6%), Tumoren des oberen Verdauungstrakts (4,9%) und der Lunge (3,8%), ischämische Herzerkrankungen (14,7%) sowie unnatürliche Todesursachen, insbesondere Unfälle (5,6%) und Suizide (12,6%). Bei Frauen sind Leberzirrhose (19,8%) und Suizide (15,4%) die häufigsten Todesursachen.

Im folgenden soll eine Synopsis der Klinik und Therapie der wichtigsten alkoholbedingten Organfolgeschäden gegeben werden.

3.1 Leberstörungen

Alkoholische Hepatopathien stellen mit Abstand die häufigste somatische Folgestörung des chronischen Alkoholismus dar (Ashley et al. 1977). Etwa 20% der Patienten mit erhöhtem Alkoholkonsum leiden an einer Leberschädigung (Bird 1991). Alkohol wirkt direkt hepatotoxisch. Pathogenetisch kommt bei alkoholbedingten Hepatopathien und Leberzirrhosen neben der toxischen Wirkung von Alkohol und seiner Metaboliten (Acetaldehyd) wahrscheinlich auch genetischen und immunologischen Faktoren, viralen Hepatitiden und einer Wechselwirkung mit anderen Hepatotoxinen eine Bedeutung zu (Ishak et al. 1991). Chronischer Alkoholkonsum führt zu einer Induktion des MEOS und über einen gesteigerten O_2-Verbrauch des MEOS zu einer läppchenzentralen Hypoxie. In den letzten Jahren wurde vor allem die Bedeutung von Endotoxinen und der Kupffer-Zellen für die Entwicklung einer Leberschädigung verantwortlich gemacht. In diese Richtung deuten eine Reihe von Befunden (Nanji et al. 1994, Adachi et al. 1994), die allerdings umstritten sind (Schenker und Bay 1995).

Ab einem chronischen Alkoholkonsum von 60 g reinem Alkohol pro Tag bei Männern und 20 g pro Tag bei Frauen steigt bereits das Risiko für die Entstehung einer alkoholischen Leberzirrhose (Thaler 1977). Bei einem täglichen Konsum von 100 g Alkohol pro Tag ist bei Männern die Zirrhose-Häufigkeit zehnfach, bei 240 g pro Tag 100-fach so hoch wie bei 60 g (Feuerlein 1989). Bird (1991) nennt als kritischen Schwellenwert für das Auftreten einer Leberschädigung umgerechnet 280 g Alkohol/Woche.

Die alkoholbedingten Leberstörungen kann man in Fettleber, Alkoholhepatitis und Leberzirrhose einteilen. Außerdem kann es zu akuten alkoholbedingten Cholestasen und zum Auftreten von Leberzellkarzinomen kommen. Alkohol hat auch eine Bedeutung für die Manifestation einer Hämatochromatose und den Porphyrinstoffwechsel bzw. die Porphyria cutanea tarda (Ishak et al. 1991).

Generell sind die klinischen Folgestörungen der alkoholischen Heptatopathie das Ergebnis dreier Faktoren, nämlich der parenchymalen Insuffizienz, einer portalen Hypertension und extrahepatischer Schädigungen durch Alkohol (Ishak et al. 1991).

3.1.1 Fettleber

Klinik

Die häufigste Leberstörung ist die Alkoholfettleber. 70 bis 100% der Patienten mit exzessivem Alkoholkonsum weisen entsprechende Veränderungen auf (Ishak et al. 1991). Die subjektiven Beschwerden sind oft sehr gering oder ganz fehlend und die Diskrepanz zwischen dem Tastbefund und fehlender Klinik auffallend. Am ehesten werden leichte gastrointestinale Symptome sowie ein Druckgefühl oder Schmerzen im rechten Oberbauch berichtet, außerdem Appetitlosigkeit, Übelkeit, Gewichtsverlust, evtl. Ikterus und Fieber. Die Leber ist vergrößert und von härterer Konsistenz. Die Leberwerte können im Normbereich liegen, meist aber ist die γ-GT als Folge einer Enzyminduktion erhöht, ebenso das IgA.

Morphologisch finden sich vermehrt Fettropfen in den Leberzellen, elektronenmikroskopische Veränderungen an den Mitochondrien und eine Profileration des endoplasmatischen Retikulums. Die Diagnose wird mit der Oberbauchsonographie oder – sicherer – mit der Leberbiopsie gestellt.

Therapie

Die Prognose der alkoholbedingten Fettleber ist bei Alkoholabstinenz in den meisten Fällen gut, die vermehrte Fetteinlagerung zumindest teilweise reversibel. Abgesehen von der Zufuhr von Vitaminen (Folsäure, Thiamin, Vitamin B_6) und Elektrolyten sind keine speziellen pharmakologischen Interventionen notwendig. Ein Vitamin A-Mangel kann insbesondere bei Cholestase und exokriner Pankreasinsuffizienz, aber auch bei Malabsorption auftreten. Klinisch äußert er sich in einer Nachtblindheit. Bei der Substitution ist die Gefahr von Überdosierungen (Heptatotoxizität) zu beachten. Die Kalorienzufuhr sollte sich nach dem Allgemein- und Ernährungszustand richten. Der Nutzen einer überkalorischen Ernährung, die verschiedentlich propagiert wurde, ist offensichtlich gering (Marsano und McCain 1992). Die Zufuhr sog. Leberschutzpräparate ist sehr umstritten, ein Wirksamkeitsnachweis in den meisten Fällen nicht gegeben.

3.1.2 Alkoholhepatitis

Klinik

Die Alkoholhepatitis kann man in eine akute, chronisch persistierende und chronisch aggressive Form differenzieren. Die akute Alkoholhepatitis kann in leichteren Fällen asymptomatisch verlaufen. Klinisch dominieren sonst uncharakteristische Oberbauchbeschwerden (Druckgefühl, Schmerzen), mittelgradiges Fieber, Erbrechen, in schweren Fällen Ikterus und Aszites. Morphologisch können z. T. ausgedehnte Leberzellnekrosen nachgewiesen werden. In diesen Fällen ist die Mortalität hoch. Pathogenetisch spielen immunologische Prozesse, die zu entzündlichen Reaktionen führen, eine große Rolle. Auch genetische Faktoren, die toxische Wirkung von Alkohol und Acetaldehyd, weitere Lebertoxine und Malnutrition sind von Bedeutung (Berr und Wiebecke, 1994). Zur Diagnostik der akuten Alkoholhepatitis siehe Tabelle 3.1.

Transaminasenerhöhungen sind obligat, wobei der de-Ritis-Quotient GOT/GPT typischerweise >1 beträgt.

Bei der chronisch persistierenden Hepatitis bestehen meist uncharakteristische Symptome wie Verdauungsstörungen, ein Völlegefühl oder diffuse abdominelle Beschwerden. Die Leber ist vergrößert tastbar, Transaminasen, γ-GT sowie alkalische Prosphatase sind mäßig bis deutlich erhöht. In der Elektrophorese findet sich eine Hypoalbuminurie und eine Hypergammaglobulinämie mit Erhöhung der IgA. Histologisch zeigt sich eine Steatosis, vergrößerte Mitochondrien, einzelne sog. Mallory'sche Hyalinkörperchen, Einzelzellnekrosen und okklusive Läsionen der terminalen hepatischen Venolen. In fortgeschrittenen Fällen kann es zu einer progressiven Fibrose kommen, die dann zu einer Leberzirrhose führt.

Die chronisch aggressive Hepatitis äußert sich durch stärkere abdominelle Beschwerden.

Leitsymptome sind u. a. Gelbsucht, Fieber und Leukozytose. Meist besteht ein Gewichtsverlust, Übelkeit, Appetitlosigkeit, Erbrechen und Durchfälle. Die Leber ist vergrößert und stark druckempfindlich. Die Laborwerte (GOT, GPT, γ-GT, Bilirubin, alkalische Phosphatase, Erhöhung der IgA-Fraktion in der Elektrophorese) sind im Vergleich mit der chronisch persistierenden Hepatitis deutlich stärker verändert. Histologisch zeigt sich eine chronisch entzündliche Infiltration der periportalen Felder mit Übergreifen auf die angrenzenden Bezirke, „Mottenfraßnekrosen" und letztlich eine Zerstörung der Läppchenarchitektur. Als Komplikationen treten Pankreasschädigungen und gelegentlich ein Zieve-Syndrom auf (s. Kap. 3.1.5). Die Prognose der chronisch aggressiven Hepatitis ist deutlich schlechter als die der chronisch persistierenden Hepatitis.

Therapie

Die Therapie der akuten Alkoholhepatitis erfolgt mit Kortikosteroiden, außerdem mit der Substitution von Vitaminen und Elektrolyten (s. Tab. 3.2). Kontraindiziert sind Kortikosteroide bei einer gleichzeitig bestehenden Sepsis oder gastrointestinalen Blutungen.

Tab. 3.1: Diagnostik der akuten Alkoholhepatitis (nach Berr und Wiebecke 1994).

Klinik	Laborwerte
Alkoholismus (> 100 g/d) (Sub)febrile Temperatur Hepatomegalie (dolent) Spider naevi Ikterus, Aszites Enzephalopathie	γ-GT, IgA, MCV_{Ery} > 96 μm^3 Leukozytose (15 000 bis 60 000/cmm) SGOT ca. 50 bis 300 U/l, SGOT/SGPT > 2 GLDH und LDH erhöht Quickwert < 50%, Albumin < 3,2 g/dl Bilirubin (konjugierte Fraktion)
Diagnose	
Histologie:	zentrolobulär Leberzellnekrosen, Granulozyteninfiltrate, Mallory-Hyalin.
Ausschlußdiagnostik	
Virushepatitiden, akute Fettleber, extrahepatische Cholestase, bakterielle Infektionen, Budd-Chiari-Syndrom, Metastasenleber	

Tab. 3.2: Therapie der akuten Alkoholhepatitis (Berr und Wiebecke 1994).

1. Kortikosteroide: Methylprednisolon 1 mal 32 mg/d für vier Wochen Indikation Risikoindex > 32 Punkt* u/o Enzephalopathie II

2. Substitution von Mangelzuständen (Zink, Magnesium, Vitamin A, D, E, K), Thiamin 100 mg/d, Folsäure 1 mg/d

3. Kalorisch adäquate Ernährung (30 bis 40 kcal/kg/d, 1 g Protein/kg/d)

Cave: Hypoxie (Anämie, ARDS), Hepatotoxine (Paracetamol), hepatorenales Syndrom (Prostaglandinsynthesehemmer), Infektionen (subakut bakterielle Peritonitis und andere)

* Risikoindex = Bilirubin (mg/dl) plus (4,6 mal PT-Verlängerung)[8],

§Analogwerte:

Quickwerte (%)	60	55	50	45	40	35	30	25	30	15
4,6 mal PT-Verlängerung	13	16	21	25	30	39	49	65	91	140

Andere mögliche pharmakologische Alternativen sind anabole Steroide und evtl. Propylthiouracil. Colchicin, Flavonoide, Silymarin und Insulin/Glukagon haben keinen ausreichend gesicherten Effekt auf die Prognose (Übersicht bei Bode 1995).

3.1.3 Leberzirrhose

Klinik

Die alkoholische Leberzirrhose ist eine häufige Erkrankung und Todesursache bei langjährigem Alkoholismus. Die Prävalenz von Leberzirrhosen steigt mit dem Pro-Kopf-Konsum von Alkohol deutlich an. Umgekehrt nimmt sie etwa in Kriegszeiten mit vermindertem Alkoholkonsum ab. Ca. 10 bis 20% aller Alkoholiker leiden unter einer Leberzirrhose. In den USA war die Leberzirrhose (überwiegend auf alkoholischer Grundlage) im Jahr 1988 die neunthäufigste Todesursache (Nalpas et al. 1995).

Wie auch für andere Folgestörungen des Alkoholismus ist eine genetisch bedingte Vulnerabilität für organspezifische Folgeschäden als prädisponierender Faktor wahrscheinlich (Hrubec und Omenn 1981).

Klinisch sind kompensierte, inaktive von dekompensierten Leberzirrhosen zu unterscheiden. Die kompensierte Leberzirrhose mit leichter bis mäßiger Einschränkung der Leberzellfunktion äußert sich klinisch durch Appetitlosigkeit, Müdigkeit, Depressivität, Verdauungsbeschwerden und Meteorismus. Die Leber ist groß und hart tastbar, evtl. mit höckriger Oberfläche. Relativ typisch, aber nicht obligat, sind Hautveränderungen. Die Haut ist verdünnt, es finden sich sog. Spider naevi (Gefäßerweiterungen mit Gefäßsternchen) und eine Weißfleckung der Haut, auch der Fingernägel. Es besteht eine Rötung der Zunge (Lackzunge) und ein Palmar- und Plantarerythem, bei Männern eine Gynäkomastie und eine Verminderung von Körper- und Schambehaarung. Potenz und Libido sind häufig gestört und es kommt zu Hodenatrophien.

Die Laborbefunde entsprechen im wesentlichen denen der progressiven Alkoholhepatitis. Bei schweren Leberzirrhosen finden sich Gerinnungsstörungen im Blut und Lebersynthesestörungen. Diesbezügliche Indikatoren sind eine verminderte Aktivität von:
- Cholinesterase
- Vitamin-K-abhängige Gerinnungsfaktoren des Prothrombinkomplexes (Faktoren II, VII, IX, X), erniedrigter Quickwert
- Antithrombin III
- Albumin im Serum

Morphologisch zeigen sich die typischen Zeichen einer Leberzirrhose mit Bindegewebssepten und Regenerationsknoten.

Die dekompensierte Leberzirrhose ist klinisch gekennzeichnet einerseits durch eine portale Hypertension, die zu Aszites und Ösophagusvarizen, z. T. auch Hämorrhoiden, einem Caput medusae und anderen Leberhautzeichen (Weißnägel, Lacklippen, Hautblutungen, Dupuytren'sche Kontraktur, Weißfleckung der Haut) sowie einer Splenomegalie führt und andererseits durch Störungen der Leberfunktion. Weiter finden sich z. T. exzessive Transaminasen-Erhöhungen, eine Bilirubinämie und ein Ikterus. Komplizierend treten häufig Infektionen oder Gefäßverschlüsse hinzu. In schweren Fällen mit Leberinsuffizienz kommt es zu Bewußtseinsstörungen bis hin zum Koma (s. Kap. 6.3.1). Dabei besteht ein Ikterus mit schweren Gerinnungsstörungen im Blut und Eiweißveränderungen. Die Haut erscheint wegen einer vermehrten Bilirubineinlagerung grau, und es stellen sich zunehmende Einschränkungen der Leberfunktion und vermehrt hirnorganische Störungen ein (zur Klinik und Differentialdiagnose der hepatischen Enzephalopathie s. Kap. 6.3). Typisch ist hierbei der Foetor hepaticus, der Flattertremor, das verminderte Sprechtempo und die Bewußtseinsstörungen. Die Einteilung des Schweregrads einer Zirrhose erfolgt nach Child-Pugh-Kriterien (s. Tab. 3.3).

Die häufigsten Komplikationen der Leberzirrhose sind Ösophagusvarizenblutungen, Leberinsuffizienz mit Störungen des Mineralstoffwechsels, Nierenversagen, Endotoxämie und die erwähnte hepatische Enzephalopathie. In etwa 10 bis 20% kommt es zu einer Cholestase (Leitsymptome: hämolytische Anämie, Hyperlipidämie, Ikterus) bzw. Cholelitiasis.

Interessanterweise vermindert Alkoholkonsum, zumindest in moderaten Dosen, das Risiko für das Auftreten von Gallensteinen. Umgekehrt ist die Prävalenz für Gallensteine bei Patienten mit alkoholischer Leberzirrhose deutlich gesteigert. Dieses Phänomen könnte auf eine alkoholbedingte Erhöhung der Sekretion von Apolipoprotein A_I und A_{II} zurückzuführen sein, während sich bei der alkoholischen Leberzirrhose eine Verminderung der Apolipoproteinsekretion findet (Poynard et al. 1995).

Der Verlauf der alkoholischen Leberzirrhose ist unterschiedlich. Sie verläuft meist progredient, bleibt aber in einzelnen Fällen stationär. Prognostisch ungünstig sind: ausgeprägter Ikterus, Ödeme, Aszites, Zeichen eines Umgehungskreislaufes, Ösophagusvarizenblutungen, hepatische Enzephalopathie, laborchemisch ausgeprägte Veränderungen von Bilirubin, Albumin, Prothrombinzeit, Retention harnpflichtiger Substanzen, deutliche Anämie, ausgeprägte Leukozytose (Übersicht bei Bode 1995).

Therapie

Therapeutisch ist die Alkoholabstinenz entscheidend, bei der sich sowohl der Pfortaderhochdruck und die Größe von Ösophagusvarizen zurückbilden können (Klein et al. 1993). Wichtig ist außerdem die Vermeidung aller potentiell lebertoxischen Substanzen. Im übrigen steht die Behandlung von Komplikationen im Vordergrund: Blutungen aus Ösophagusvarizen erfordern eine chirurgische/endoskopische Intervention (endoskopische Blutstillung, Ballontamponade der Varizen, notfalls andere operative Maßnahmen), evtl. medikamentöse Verminderung der Varizenblutung durch Vasopressin oder Terlipressin (portale Drucksenkung durch Vasokonstriktion). β-Blocker tragen zu einer Verminderung des Drucks in der Pfortader bei und

Tab. 3.3: Child-Pugh-Kriterien zur Einteilung des Schweregrades einer Zirrhose.

	1 Punkt	2 Punkte	3 Punkte
Albumin i. S. (g/dl)	> 3,5	2,8–3,5	< 2,8
Bilirubin i. S. (mg/dl)	< 2,0	2,0–3,0	> 3,0
Quick (%)	> 70	40–70	< 40
Aszites	0	+–++	+++
Enzephalopathie	0	I–II	III–IV

Addition der Punkte: Child A = 5– 6
Child B = 7– 9
Child C = 9–15

können so helfen, das Risiko für Ösophagusvarizenblutungen zu senken. Bei sehr ausgeprägtem Aszites ist neben Flüssigkeits- und Natriumrestriktion auch die Gabe von Aldosteronantagonisten (z. B. Spironolacton) und evtl. eines Diuretikums (z. B. Furosemid) sinnvoll. Nur in Ausnahmefällen wird eine therapeutische Aszitespunktion notwendig sein. Beim Auftreten eines Nierenversagens kann eine Dialyse notwendig werden. Ansonsten folgt die Behandlung den üblichen Richtlinien zur Therapie von Leberzirrhosen: Ausreichende Energie-, Vitamin- und Elektrolytzufuhr. Wichtig ist die Bilanzierung der aufgenommenen und ausgeschiedenen Flüssigkeit. Bei Sepsis/Endotoxämie ist eine entsprechende Antibiose notwendig.

3.1.4 Hämochromatose

Klinik

Eine gewisse Sonderform der alkoholischen Hepatopathie stellt die Hämatochromatose dar, für deren Entwicklung eine vermehrte Aufnahme und Absorption von Eisen, eine verminderte Utilisation von Eisen aufgrund einer gestörten Erythropoese, für die sowohl ein Folsäuremangel als auch die myelotoxische Wirkung von Alkohol von Bedeutung sein könnten, wiederholte Hämolysen und eine vermehrte Eiseneinlagerung als Folge einer Leberschädigung angeschuldigt werden. Möglicherweise spielen auch genetische Faktoren eine Rolle (Ishak et al. 1991). Alkohol fördert nach neuen Untersuchungen nicht die Manifestation einer idiopathischen Hämochromatose bei Heterozygoten, ist aber wohl ein Risikofaktor für Entwicklung einer manifesten Lebererkrankung bei Patienten mit idiopathischer Hämochromatose. Die klinische Symptomatik ähnelt der einer Leberzirrhose und die Prognose ist eher ungünstig.

Therapie

Üblicherweise durch Aderlässe.

3.1.5 Zieve-Syndrom

Klinisch ist diese seltene Störung durch eine Hyperlipidämie, eine hämolytische Anämie und einen Ikterus gekennzeichnet. Subjektiv leiden die Patienten an kolikartigen Schmerzen im rechten Oberbauch, Durchfällen und anderen gastroenteralen Symptomen. Leber und Milz sind vergrößert und hart; es besteht eine normochrome Anämie bei gleichzeitigem Ikterus.

Laborchemisch zeigt sich eine erheblich verminderte Lebenszeit der Erythrozyten und bei Punktion des Sternalmarks eine gesteigerte Erythropoese mit vermehrten Megaloblasten, außerdem eine vermehrte Fetteinlagerung und Zeichen einer Erythrophagozytose. Im Serum findet sich einerseits eine Erhöhung des konjugierten Bilirubins sowie der Transaminasen, der alkalischen Phosphatase, γ-GT und der Lipide sowie andererseits eine Verminderung des Gesamteiweißes und des Albumins. Die Lipidämie ist durch Alkohol induzierbar.

Morphologisch ergeben sich Zeichen einer Fettleber und einer Fibrose sowie einer intrahepatischen Cholestase.

Pathogenetisch entscheidend ist die gesteigerte Lipoproteinsynthese, für die neben Malnutrition auch entzündliche Veränderungen der Darmschleimhaut verantwortlich gemacht werden.

Eine spezifische Therapie gibt es nicht.

3.1.6 Alkohol und Porphyrinstoffwechsel

Klinik

Eine gewisse Assoziation besteht zwischen Alkoholmißbrauch und der Porphyria cutanea tarda, die klinisch durch bullöse Hautefffloreszenzen bei Exposition mit Sonnenlicht, eine Leberstörung und eine Hämatochromatose gekennzeichnet ist. Sie kann durch einen Alkoholmißbrauch provoziert werden (Hines 1980), der bei Patienten mit Porphyria cutanea tarda recht häufig ist (Wanless et al. 1981). Umgekehrt leiden vergleichsweise nur wenige Alkoholiker an dieser Störung. Der Urin ist häufig dunkel gefärbt und die Diagnose erfolgt durch Porphyrinnachweis im Urin, außerdem durch Leberbiopsie.

Die Krankheit ist ätiologisch auf einen autosomal-dominant vererbten Mangel an Uroporphyrin II-Decarboxylase zurückzuführen. Die pathogenetische Bedeutung von Alkohol oder anderer exogener Noxen bei der Provokation dieses Syndroms ist nicht völlig klar. Alkohol hemmt die Uroporphyrinogen-Decarboxylase, induziert die Aminolärulinsäure-Synthese in der Leber und beeinflußt eine Reihe anderer für den Porphyrinstoffwechsel wichtiger Enzyme (Doss und Sieg 1995).

Therapie

Entscheidend ist die Vermeidung der Noxe. Therapeutisch sind Aderlässe oder eine isolierte Verminderung der Erythrozytenzahl von Nutzen, sowie Chloroquin, außerdem Lichtschutzsalbe und Meidung von Sonnenlicht.

3.1.7 Hepatozelluläres Karzinom

Etwa 10% der Patienten mit chronischer Leberschädigung bzw. Leberzirrhose erkranken im Verlauf an einem hepatozellulären Karzinom (Ishak et al. 1991). Für das südliche Afrika und Südostasien, nicht aber für Deutschland, wurde die pathogenetische Bedeutung einer abgelaufenen Hepatitis-B-Virusinfektion wahrscheinlich gemacht. Neuere Befunde belegen die mögliche Bedeutung einer Hepatitis-B und Hepatitis-C-Infektion für das Auftreten eines hepatozellulären Karzinoms bei Patienten mit alkoholischer Leberzirrhose (Coelho-Little et al. 1995, Nalpas et al. 1995).

Die Klinik ist unspezifisch: Allgemeine Gewichtsabnahme, abdominelle Beschwerden, Völlegefühl und Abneigung gegen bestimmte Speisen (Fleisch), seltener Schmerzen und Ikterus.

Oberbauchsonographie und abdominelle Computertomographie (CT) sind diagnostisch wegweisend, die Leberbiopsie sichert die Diagnose.

Therapie

Ein eventuell chirurgisches Vorgehen hängt von Lage und Größe des Tumors, Lymphknotenstatus bzw. dem Vorliegen evtl. weiterer Metastasen ab. Oft erfolgt die Diagnosestellung zu spät. Die Prognose ist in diesen Fällen meist infaust. Alternativ kann eine Chemotherapie des hepatozellulären Karzinoms versucht werden. In Ausnahmefällen kann die Indikation für eine Lebertransplantation gegeben sein (s. Kap. 3.10).

3.2 Pankreasstörungen

Klinik

Chronischer Alkoholkonsum gehört zu den häufigsten Ursachen von Pankreasstörungen. Pathologisch-anatomisch lassen sich bei ca. einem Viertel der Alkoholiker entsprechende Pankreasveränderungen nachweisen (Goebell et al. 1970). Klinisch läßt sich eine akute, reversible von einer chronischen und progressiven Pankreatitis unterscheiden. Manche Autoren sehen die akute alkoholassoziierte Pankreatitits als Komplikation oder Erstmanifestation einer chronischen Pankreatitis an (Teyssen und Singer 1996). Neben der direkten toxischen Wirkung von Alkohol, insbesondere bei hochprozentigen Getränken, spielen eine überkalorische, fett- und proteinreiche Ernährung, aber auch ein Proteinmangel (Kwashiorkor), zusätzlich wahrscheinlich eine genetische Disposition eine Rolle. Pathogenetisch scheinen u. a. die Hemmung der Bikarbonat- und Proteinsynthese durch Alkohol, eine vermehrte Sekretion von Protein mit Eiweißniederschlägen in den kleinen und mittleren Pankreasgängen (Obstruktion mit der Gefahr autodigestiver Prozesse), eine vermehrte Stimulation der Magensäuresekretion und Gastrinfreisetzung, eine veränderte Empfindlichkeit des Pankreas gegenüber den Sekretionshormonen, eine Erhöhung der basalen Proteinkonzentration des Pankreassekretes und (bei gleichzeitiger Leberschädigung) eine gestörte Albuminsynthese mit vermindertem kolloidosmotischem Druck von Bedeutung zu sein (Ottenjann et al. 1990, Johnson und Bernard 1995).

Im wesentlichen werden heute drei pathophysiologische Hypothesen verfolgt (Teyssen und Singer 1996):

- Die Obstruktionshypothese geht davon aus, daß Lithostatin, ein spezielles Protein, das im Pankreassaft die Bildung und das Wachstum von Kalziumkarbonatkristallen verhindert, vermindert ist, was die Bildung von Pankreassteinen begünstigen würde
- Die toxisch-metabolische Hypothese nimmt eine alkoholinduzierte Akkumulation von Fett im Pankreas mit oder ohne gleichzeitige Fibrose als wesentliche Ursache an
- Die Detoxifikationshypothese basiert auf der These, daß die chronische Pankreatitis Folge einer gestörten hepatischen Detoxifikation sei, bei der es durch verschiedene Mechanismen zur Bildung zelltoxischer Radikale kommt

Morphologisch lassen sich intralobuläre sklerotische Veränderungen, Störungen der Läppchenstruktur und peri- und intralobuläre Bindegewebsvermehrungen sowie Verkalkungen nachweisen. Bei akuten Pankreatitiden finden sich auch intrazelluläre Ödeme mit entzündlichen Infiltrationen und Zellnekrosen.

Klinisch kann die Pankreatitis häufig stumm sein (Dürr 1978). Bei chronischen Pankreatitiden können röntgenologisch vermehrte Calciumablagerungen in den Pankreasgängen nachgewiesen werden. Die Schmerzsymptomatik bei Pankreatitiden ist typisch: Intermitierende Bauchschmerzen, vorwiegend nach links, teilweise aber auch nach rechts und in den Rücken ausstrahlend und eine allerdings nicht obligatorische Steatorrhoe. Bei schweren Verläufen können ein Subileus bzw. Ileus und ein Schock auftreten. Häufig findet sich eine Assoziation der Alkoholpankreatitis mit Diabetes mellitus, Adipositas und einer Leberschädigung. Bei einem Teil der Fälle kann eine alkoholische Pankreatitis in ein Pankreaskarzinom übergehen. Häufig resultiert aus einer Pankreatitis eine exokrine Pankreasinsuffizienz.

Laborchemisch zeigen sich eine Erhöhung der Pankreasfermente (Amylase, Lipase) und eine Verminderung der exkretorischen Leistungen (Sekretin-Pankreozymin-Test). Typischerweise ist der Lipase-Amylase-Quotient bei der alkoholischen Pankreatitis über 5 (Tenner und Steinberg 1993).

Für die Diagnosestellung ist die endoskope retrograde Choledochopankreographie hilfreich.

Therapie

Die Mortalität akuter Pankreatitiden ist hoch. Sie erhöhen insbesondere die Sterblichkeit bei starken Alkoholvergiftungen und dem Delirium tremens. Therapeutisch kommt bei der akuten Pankreatitis einer absoluten Nahrungs- und ggf. Flüssigkeitskarenz, Überwachung und Bilanzierung auf einer Intensivstation und bei der sekretorischen Insuffizienz der Substitution mit Pankreasenzymen die entscheidende Rolle zu. Chirurgische bzw. endoskopische Interventionen können z. B. bei der Entwicklung von Pseudozysten und Pankreasabszessen, gelegentlich auch wegen starker Schmerzen, notwendig werden, aber auch bei akutem Abdomen, Sepsis, infizierten Pankreasnekrosen etc.

Weitere Maßnahmen:

- Analgetika nach Bedarf, z. B. Procain oder Tramadol (Tramal®); Morphinderivate sind sonst wegen des Risikos eines Pylorospasmus kontraindiziert!

- Ggf. Prophylaxe eines Streßulkus (z. B. H_2-Blocker)

- Evtl. Antibiotika

3.3 Gastrointestinale Störungen

Im oberen Verdauungstrakt finden sich bei chronischen Alkoholikern häufig dystrophische oder atrophische Veränderungen der Mundschleimhaut und der oberen Verdauungswege, eine mäßig vergrößerte und entzündete Parotis, eine Cheilosis (Lacklippen) und entsprechende Veränderungen der Zunge, die häufig glatt und gerötet erscheint. Außerdem finden sich Schleimhautveränderungen im Bereich des Hypopharynx und des Larynx (zum karzinogenen Risiko s. u.). Sehr häufig sind entzündliche Veränderungen im Ösophagus, insbesondere bei Schnapstrinkern, sowie Ösophagusvarizen Folge einer alkoholischen Leberstörung. Bei einer akuten Ösophagitis, die vor allem auf eine veränderte Motilität der Speiseröhre und einen unzureichenden Verschluß des internen Ösophagus-Sphinkters zurückzuführen ist, gelangen Mageninhalt und Magensäure in die Speiseröhre, was zu entzündlichen Reaktionen führt.

Klinisch stehen retrostenale Schmerzen, Sodbrennen, Bluterbrechen und Schluckstörungen im Vordergrund.

3.3.1 Ösophagusvarizen

Lebensbedrohlich können Ösophagusvarizenblutungen sein. Leitsymptome sind das Erbrechen von dunkelrotem Blut und Blutkoageln, Teerstühle, Übelkeit und Blutungsschock. Die Diagnose wird endoskopisch gesichert. Eine chirurgische Intervention kann notwendig werden.

3.3.2 Gastritiden

Im Magen führt Alkoholmißbrauch häufig zu einer akuten erosiven Gastritis mit vermehrter Sekretion von Magensäure. Die Diagnose wird gastroskopisch gestellt, wobei sich im Magen Hyperämien, Petechien und Erosionen finden lassen. Insbesondere bei gleichzeitiger Einnahme von Salizylaten kann es zu lebensbedrohlichen Blutungen kommen.

Nach neueren Erkenntnissen führen alkoholische Getränke nur dann zu einer Stimulation der Magensäuresekretion, wenn sie durch alleinige Vergärung von Kohlenhydraten entstanden sind, während Destillationsprodukte keine stimulatorische Wirkung haben (Teyssen und Singer 1996). Verantwortlich dafür sind nichtalkoholische, thermostabile und anionische Inhaltsstoffe dieser Getränke mit einem Molekulargewicht unter 700 Dalton, die während der Vergärung von Kohlenhydraten entstehen. Die Bedeutung reinen Alkohols in der Pathogenese von akuten und chronischen Magen- und Pankreaserkrankungen ist nur für die akute erosive Gastritis sowie die chronische Pankreatitis gesichert. Pathophysiologisch werden für Muskosaschädigungen durch Alkohol eine Reihe verschiedener Mechanismen verantwortlich gemacht (s. Abb. 3.1 aus Teyssen und Singer 1996). Magenschädigungen sind nach klassischer Lehrmeinung vor allem beim Konsum hochprozentiger Alkoholika zu erwarten.

Klinisch äußert sich eine Gastritis meist durch Übelkeit, Erbrechen und ein Druckgefühl im Oberbauch sowie andere uncharakteristische Beschwerden. Bei schweren Formen kommt es zu Bluterbrechen, Teerstühlen und Schock. Bei Alkoholikern finden sich häufig Magenulzera, etwa 6 bis 15% der Alkoholiker leiden daran (Baines et al. 1982, Ashley et al. 1977).

3.3.3 Mallory-Weiss-Syndrom

Bei einem Mallory-Weiss-Syndrom besteht eine Hämatemesis, die im Anschluß an heftiges Erbrechen auftritt, aus dem Schleimhautrisse mit Blutungen resultieren. Auch ein chronischer gastroösophagealer Reflux spielt eine Rolle.

3.3.4 Wirkung von Alkohol auf Schleimhäute

Alkohol hat eine direkt-toxische Wirkung auf die Schleimhaut des Darms, die zu entsprechenden funktionellen Veränderungen führt. Neben der häufigeren Duodenitis können auch eine Jejunitis, außerdem Motilitätsstörungen sowie eine gesteigerte Permeabilität der Mukosa und bakterielle Fehlbesiedelungen auftreten. Leitsymptome sind Bauchschmerzen, Elektrolytentgleisungen und Diarrhoen. Letztere führen zu Malabsorption und Maldigestion, die auch durch eine vermehrte intestinale Sekretion, Motilitätsstörungen und bakterielle Überwucherungen bedingt sein können (Seitz et al. 1995). Gelegentlich kommt es auch zu hämorrhagischen Erosionen der Dünndarmzotten.

Klinisch äußern sich intestinale Resorptionsstörungen meist durch eine Malabsorption (Protein, Vitamin-B_{12}, Folsäure).

Die Therapie besteht im wesentlichen in der Beseitigung der Mangelzustände durch ausreichende Substitution von Flüssigkeit, Elektrolyten, Vitaminen und Kalorien.

3.4 Kardiovaskuläre Störungen

Bei Alkoholexzessen kann es schon akut zu Herzfunktionsstörungen, Herzschwäche und Palpitationen kommen. Ein Herzjagen kann dabei in Vorhofflattern oder sogar -flimmern übergehen. Bei akuter Alkoholintoxikation können in bis zu 40% der Fälle ventrikuläre Herzrhythmusstörungen beobachtet werden (Meister 1990).

Bei chronischer Alkoholschädigung kann im EKG eine Zunahme der QRS-Zeiten und eine Verlängerung der PQ-Zeit gefunden werden, selbst bei noch fehlender Herzvergrößerung. Echokar-diographisch können morphologische Veränderungen frühzeitig erkannt werden, z. B. eine Zunahme der Gesamtmuskelmasse und insbesondere eine Verdickung der Hinterwand und des Septums.

3.4.1 Kardiomyopathie

Klinik

Die eigentliche alkoholische Kardiomyopathie manifestiert sich als dilatative Kardiomyopathie (Rubin und Thomas 1992). Sie stellt im wesentlichen eine Ausschlußdiagnose dar und läßt sich klinisch nicht von anderen dilatativen Kardiomyopathien differenzieren.

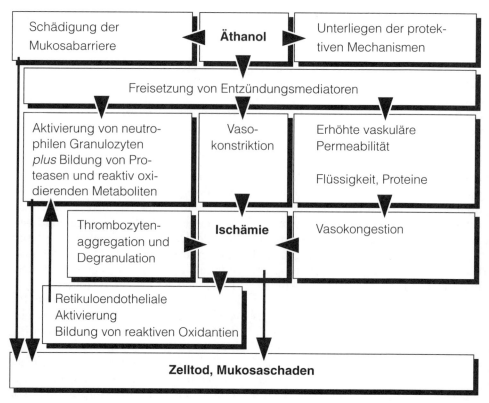

Abb. 3.1: Alkoholinduzierte Schädigung der Magenmukosa – Pathomechanismus (aus Teyssen und Singer 1996).

Sie wird durch das Fehlen einer akuten Myokarditis, einer Plattenendveränderung, einer Koronararteriensklerose und eines Hypertonus bei positiver Alkoholanamnese definiert. Kompliziert wird eine dilatative Kardiomyopathie in bis zu 25% der Fälle durch eine relative Mitralinsuffizienz, aus der ein Circulus vitiosus mit Zunahme der Herzdilatation und schließlich Herzversagen resultieren kann.

Pathogenetisch wird neben einer direkten alkoholtoxischen Schädigung des Myokards u. a. eine Verminderung der Calciumbindung an Mitochondrien, eine Verminderung des Calciumtransports an den Membranen, die Anreicherung von Alkohol-Abbauprodukten, wie z. B. Acetaldehyd mit Noradrenalinfreisetzung als möglicher Herzmuskelnoxe und eine Verringerung der Synthese kontraktiler Elemente diskutiert.

Die morphologischen Veränderungen sind unspezifisch. Es finden sich eine Dilatation des Herzens ohne wesentliche Hypertrophie, wandständige Thromben, ein Ödem, das in eine zellarme interstizielle Fibrose ohne auffallende Beteiligung von Fibroblasten und Entzündungszeichen übergeht. Daneben liegen auch andere Zeichen einer Herzmuskeldegeneration vor.

Klinisch im Vordergrund stehen Tachykardie und Zeichen einer Links- und Rechtsherzinsuffizienz wie Lungenstauung, Dyspnoe und Ödeme. Das Herz-Minuten-Volumen ist reduziert. Wichtige Komplikationen sind arterielle und Lungenembolien.

Diagnostisch sprechen beim Vorliegen einer dilatativen Kardiomyopathie für eine Alkoholschädigung
- die Alkoholanamnese,
- das Vorliegen weiterer, möglicherweise alkoholbedingter Organschäden,
- eine Größenabnahme des Herzens und Besserung der Hämodynamik sowie der Rhythmusstörungen nach Alkoholentzug,
- ein erhöhtes IgA (in 100% der Fälle von alkoholischer Kardiomyopathie),
- Fehlen von Antikörpern gegen Herzmuskelzellen und
- eine LDH-Erhöhung, die histochemisch in der Myokardbiopsie nachweisbar ist (nach Meister 1990).

Die Prognose der alkoholischen Kardiomyopathie ist ernst (5-Jahres-Überlebensrate unter 50%).

Therapie

Sie richtet sich im wesentlichen nach den sonst gültigen Richtlinien zur Behandlung dilatativer Kardiomyopathien. Abgesehen von der Behandlung schwerer Herzrhythmusstörungen bieten sich kaum pharmakologische Interventionen an. Wichtig ist der Ausgleich von Elektrolytstörungen, insbesondere einer Hypokaliämie, die zu einer vitalen Gefährdung führen kann. Bei weit fortgeschrittenen Kardiomyopathien stellt sich die Frage nach einer Herztransplantation. Zu den klinischen und ethischen Voraussetzungen von Transplantationen bei Alkoholikern siehe Kapitel 3.10.

3.4.2 Holiday-Heart-Syndrom

Hierunter versteht man tachykarde Herzrhythmusstörungen, z. T. auch AV-Blockierungen, die – vorzugsweise am Wochenende – nach starkem Alkoholkonsum auftreten können. Pathogenetisch dürften vor allem Veränderungen im Elektrolythaushalt und eine vermehrte Katecholaminausschüttung von Bedeutung sein.

3.5 Störungen des respiratorischen Systems

Da bei Alkoholikern häufig gleichzeitig ein Nikotinabusus vorliegt, überrascht die Häufung von Störungen des respiratorischen Systems bei Alkoholikern nicht. Sie neigen vermehrt zu Infektionen der Luftwege, Bronchitiden, Pneumonien und Bronchiektasen, aber auch Tuberkulose. Bei Pneumonien finden sich gehäuft gramnegative Erreger. Der Verlauf ist oft prolongiert und mit länger anhaltendem Fieber verbunden.

Die Therapie ist symptomatisch.

3.6 Hämatologische Störungen

Bei akuten Alkoholintoxikationen kann es zu Knochenmarksveränderungen und einer megaloblastischen Erythropoese und einer Vakuolisierung roter Vorstufen und Ringsideroblasten kommen. Chronischer Alkoholmißbrauch kann zu einer Thrombozytendepression, teilweise mit hämorrhagischer Diathese, bei Blutungen auch zu einer Eisenmangelanämie, einer verminderten Granulozytenfunktion mit Verminderung der Phagozytosefähigkeit und Störungen der Zellmigration, einer Verminderung der Lymphozyten und Störungen ihrer Beta-Rezeptoren-Funktion, einer Störung der Immunregulationsfähigkeit der Lymphozyten, einer Megaloblastenanämie und als Folge alkoholischer Lebererkrankungen auch zu Veränderungen der Membranlipide der Erythrozyten führen. Dies resultiert in einer Makrozytose (MCV-Erhöhung), mitunter auch einer hämolytischen Anämie mit Akanthozytose. Außerdem finden sich bei Mangelernährung und Folsäuremangel

eine Sideroblastenanämie und eine Senkung des Phosphatgehalts des Serums und der roten Zellen (Feuerlein 1989).

3.7 Stoffwechselstörungen

3.7.1 Fettstoffwechsel

Alkohol beeinflußt den Fettstoffwechsel in vielfacher Hinsicht (s. auch Kap. 1.6.4). Alkohol senkt den Cholesterinserumspiegel und führt zu einer Hypertriglyzerdämie, die zu kolikartigen abdominellen Bauchschmerzen führen kann. Das bei mäßigem Alkoholkonsum wiederholt postulierte verminderte Risiko für kardiovaskuläre Erkrankungen (La Porte et al. 1980) ist nicht unbestritten (Übersicht bei Schettler 1995). Möglicherweise spielt weniger der Alkohol selbst, als vielmehr andere Begleit- und Inhaltsstoffe alkoholischer Getränke, etwa mit antioxidativen Eigenschaften, die zu einer Veränderung der LDL-Konzentration führen, eine entscheidende Rolle. Bei Alkoholkonsum steigt der Spiegel von HDL-Cholesterin an, während das LDL-Cholesterin abnimmt.

3.7.2 Mineralstoffwechsel

Auch der Mineralstoffwechsel wird durch Alkohol in vielfacher Hinsicht verändert. Bei Leberzirrhose steigt der Eisengehalt in Leber, Pankreas, Nebennieren, Schilddrüse, Hypophyse und Myokard (zu Hämatochromatose, Osteoporose und Porphyrinstoffwechsel s. Kap. 3.1.4, 3.7.3 und 3.1.6). Besonders häufig sind bei Alkoholikern Hypokaliämien (Soyka et al. 1992), aber auch Hyponatriämien und Hypokalzämien.

3.8 Endokrine Störungen

Bei Alkoholikern, insbesondere bei Patienten mit Leberzirrhose, findet sich eine verminderte TSH-Antwort auf TRH, was auf eine Störung des Hypothalamus-Hypophysen-Schilddrüsensystems hindeutet. Die verminderte (blunted) TSH-Antwort wurde sogar als möglicher Statemarker für Alkoholismus diskutiert (Loosen 1985). Patienten mit Leberzirrhose haben normal bis leicht erhöhte T_4-Spiegel bei deutlich erniedrigter T_3-Plasma-Konzentration (Majumdar et al. 1981). Klinisch sind die meisten Alkoholiker aber euthyreot.

In der Nebennierenrinde führt Alkohol zu einer Atrophie der Zona fasciculata, einer Verbreiterung der Zona glomerulosa und einer verminderten Produktion von Cortisol. Bei Leberzirrhose findet sich ein vermehrter Anstieg von freiem Cortisol, das wegen eines Proteinmangels nicht gebunden werden kann. Bei Alkoholikern ist auch der Cortisol-Anstieg nach ACTH-Belastung vermindert, während sich im Alkoholentzug typischerweise eine Cortisol-Erhöhung findet. In seltenen Fällen kann man bei Alkoholikern ein Cushing-Syndrom finden.

In fortgeschrittenen Fällen von Leberzirrhose kann auch ein Aldosteron-Anstieg vorliegen.

Alkoholkonsum beeinflußt außerdem eine weitere Vielzahl von Neurohormonen, die für die Flüssigkeitsbilanz von Bedeutung sind. Dazu gehören Vasopressin, Angiotensin II und die Katecholamine (Collins et al. 1992).

Alkohol hat auch für den gonadalen Regelkreis Bedeutung. Bei vielen männlichen Alkoholikern findet sich ein verminderter Testosteron-Spiegel, der sich aber bei Alkoholabstinenz in den meisten Fällen wieder normalisiert (Irvin et al. 1988).

Klinisch kann es dabei bei männlichen Alkoholikern zu einer Gynäkomastie und einem weiblichen Behaarungstyp sowie einem Palmarerythem und sexuellen Funktionsstörungen kommen. Letztere sind bei Alkoholikern insgesamt sehr häufig.

Bei weiblichen Alkoholkranken finden sich auch gehäuft Störungen der Sexualhormone und Menstruationsstörungen.

Chronischer Alkoholkonsum äußert sich auch durch eine Reihe von Störungen in anderen Bereichen wie etwa der Haut. Hier führt er insbesondere zu einer besonders präorbitalen Gesichtsrötung, einer Weiterstellung der Gefäße, Hyperämie und Teleangiektasien, zu einer Akne rosacea und gelegentlich auch zu einem Rhinophym sowie zu trophischen Veränderungen. Hautveränderungen finden sich auch als Folge alkoholbedingter internistischer Erkrankungen (Hepatopathie, Vitaminmangelstörungen) im Sinne eines Palmar- und Plantarerythems, Gefäßsternen, Spider naevi, Veränderungen an Nägeln und Weißflecken der Haut.

Im Bereich des Bewegungsapparates findet sich bei Alkoholikern häufig eine Dupuytren'sche Kontraktur (fibroblastische Veränderungen der Palamaraponeurose der Hand) und eine neurogene Osteoarthropathie (nichttraumatische Nekrose des Femurkopfes, sehr selten). Außerdem finden sich Osteopenien in Form einer Osteomalazie oder Osteoporose, wobei pathogenetisch vor allem ein Vitamin-D-Mangel und ein Hyperparathyreoidismus eine Rolle spielen dürften.

Therapeutisch wird in diesem Fall Vitamin D substituiert.

3.9 Alkohol als karzinogenes Risiko

Der Konsum alkoholischer Getränke wird seit langem mit der Entstehung von Karzinomen in zahlreichen Organsystemen in Verbindung gebracht. Neben einer direkten alkoholtoxischen Schädigung und verschiedenen Inhalts- bzw. Begleitstoffen alkoholischer Getränke (Fuselöle, Nitrosamine etc.) wird pathogenetisch u. a. eine Induktion des MEOS-Systems mit vermehrter Induktion mikrosomaler Prokarzinogene (mutagene Metaboliten, Hepatotoxine), eine Beeinflussung des DNS-Stoffwechsels (Beeinträchtigung des DNA-Reparatursystems), lokale Gewebsschädigungen und eine Malnutrition, Defizite im Vitamin-A- und E-Stoffwechsel und andere metabolische Veränderungen sowie immunologische Faktoren diskutiert.

Andere Cofaktoren, die für die Entwicklung von Karzinomen von Bedeutung sein können, sind Rauchen, Mikroorganismen im Mundbereich bei schlechter Zahnpflege, ein vermehrter Konsum von Phenacetin bei Alkoholikern mit „hang over" und der Hepatitis-B-Virus. Möglicherweise beinhaltet schon ein chronischer, mäßiger Alkoholkonsum ein erhöhtes Krebsrisiko (Turner und Anderson 1990).

Als gesichert kann die Häufung von Karzinomen bei Alkoholikern im Mundbereich, Ösophagus, Larynx, der Leber und der Mamma angesehen werden (Turner und Anderson 1990; s. auch Bericht der International Agency for Research on Cancer [IARC 1988] und Homann und Seitz 1996). Auch für Rek-

tumkarzinome ist eine erhöhte Prävalenz belegt. Dagegen ist ein erhöhtes Risiko für Magenkarzinome nach neueren Befunden nicht wahrscheinlich, für Pankreaskarzinome fraglich (Teyssen und Singer 1996).

3.10 Leber- und Herztransplantationen bei Alkoholabhängigen – Ethische und klinische Aspekte

Schwere Hepatopathien und Kardiomyopathien können eine Leber- und Herztransplantation notwendig machen. Wegen des offensichtlichen Mißverhältnisses zwischen Spenderorganen und dem potentiellen Bedarf an Transplantationen und nicht zuletzt wegen der exorbitant hohen Kosten dieser Eingriffe, stellt sich die Frage nach der Prognose bei entsprechenden Transplantationen und den ethischen Grundlagen. Vor allem die Lebertransplantation Alkoholabhängiger stand dabei in den letzten Jahren im wissenschaftlichen und klinischen Fokus.

Seit einer Konsensus-Konferenz des National Institute of Health im Jahre 1983 dürfte die alkoholische Leberzirrhose als Indikation für eine Lebertransplantation akzeptiert sein (Übersicht bei Lucey und Beresford 1992, Beutel und Reeck 1995). Die postoperativen Überlebensraten und die psychosoziale und berufliche Integration von Patienten mit einer alkoholischen Leberzirrhose waren dabei vergleichbar mit denen anderer, nicht maligner, Lebererkrankungen. Dies wird durch eine Reihe von Untersuchungen belegt. Die Mehrzahl der operierten Patienten blieb nach dem Eingriff abstinent (Übersicht bei Starzl et al. 1988, Kumar et al. 1990), wobei Patienten mit akuter Alkoholhepatitis ein höheres Risiko für ein Alkoholrezidiv aufwiesen als Patienten mit terminaler Leberzirrhose (van Thiel et al. 1995).

Nach Erfahrungen aus Heidelberg wiesen alkoholkranke lebertransplantierte Patienten eine ähnliche Ein-Jahres-Überlebensrate auf wie andere nichtalkoholkranke Patienten (65% vs. 71%). 52% der lebenden Patienten waren voll rehabilitiert. Ein kurzfristiges Alkoholrezidiv wurde bei 14% der Patienten vermutet (Beutel und Reeck 1995).

In der Regel erfolgt vor einem geplanten Eingriff eine psychiatrische Begutachtung zur Frage des Behandlungserfolgs. Von den meisten Kliniken wird eine präoperative Alkoholabstinenz von etwa sechs Monaten verlangt. Wichtige Faktoren, die vor der Indikationsstellung zu berücksichtigen sind:

- Motivation zur Alkoholabstinenz
- Dauer früherer abstinenter Intervalle
- Behandlungsergebnisse bisheriger Therapien
- Mögliche psychiatrische Begleiterkrankungen
- Mögliche hirnorganische Beeinträchtigungen

Wie schwierig die Beurteilung sein kann und wie wenig gesichert die Erkenntnisse auf diesem Gebiet sind, zeigen die Ergebnisse einer Untersuchung von van Thiel et al. (1995), die 209 Patienten mit Alkoholhepatitis oder alkoholischer Leberzirrhose postoperativ im Mittel über 4,4 Jahre katamnestisch verfolgen konnten. In diesem Zeitraum traten 175 akute zelluläre Abstoßungsreaktionen bei insgesamt 137 Patienten auf. Dabei war die Rate der Abstoßungsreaktionen bei abstinenten Patienten drei mal so hoch wie bei Patienten mit Alkoholrückfällen (52% der Patienten mit Alkoholhepatitis, 15% der Patienten mit Leberzirrhose). Auch die Rate chronischer Abstoßungsreaktionen war mit im übrigen gleicher Begleittherapie (FK 596, Cyclosporin A) bei abstinenten Patienten höher. Die Autoren führten dieses sehr überraschende und schwierig zu interpretierende Ergebnis auf eine mögliche alkoholbedingte Beeinflussung des Immunsystems zurück (immunsuppressiver Effekt auf T- und B-Zellfunktion etc.).

Wichtig ist jeweils eine schon präoperativ beginnende intensive psychotherapeutische Betreuung der Transplantationskandidaten, die nicht nur die Indikationsstellung erleichtern kann, sondern auch die häufigen postoperativen Konflikte (Partnerschaftsprobleme, berufliche Rehabilitation etc.) schon im Vorfeld ansprechen kann.

Vergleichbares gilt für Herztransplantationen.

4 Neurologische Alkoholfolgestörungen

4.1 Alkoholische Polyneuropathie

Die alkoholische Polyneuropathie ist mit einer Prävalenz von 13 bis 50% eine relativ häufige Folge von Alkoholismus. Klinisch stehen überwiegend distal- und beinbetonte sensomotorische Ausfälle und Muskelatrophien im Vordergrund, außerdem Schmerzen und Paraesthesien. Der Schmerzcharakter ist unterschiedlich, teils werden eher dumpfe, teils aber auch eher lanzinierende Schmerzen mit scharf einschießendem Schmerzcharakter berichtet. Muskelkrämpfe und vor allem eine Muskelschwäche bzw. Begleitmyopathie behindern den Patienten häufig. Sehr typisch ist eine Druckempfindlichkeit der langen Nervenstämme, vor allem des Nervus peroneus im Bereich des Fibulaköpfchens und des Nervus tibialis mit ausgeprägtem Wadendruckschmerz.

In 80 bis 90% der Fälle liegt eine Störung der Tiefensensibilität mit abgeschwächter Pallaesthesie, Störung der Lageempfindung und des Bewegungssinnes vor, weniger häufig eine Störung der Oberflächensensibilität. Der Achillessehnenreflex ist oft nicht auslösbar, während die Armeigenreflexe meist erhalten sind. Distal betonte Paresen und Atrophien treten hinzu. Hirnnervenausfälle sind sehr selten, ebenso isolierte Paresen der kleinen Handmuskeln. Auch eine isolierte Schädigung des autonomen Nervensystems ist selten. Vegetative bzw. neurotrophische Störungen wie Hyperhidrosis, eine marmorierte oder dünne Haut, Veränderungen der Fußnägel und vor allem Potenzstörungen sind dagegen häufig. Die periphere Neuropathie korreliert bei Alkoholikern oft kaum mit dem Vorhandensein neuropsychologischer Defizite.

Die alkoholische Polyneuropathie entwickelt sich meist langsam. In seltenen Fällen werden aber in Verbindung mit Alkoholismus auch akute Verläufe gesehen.

Histologisch findet sich bei der Nervenbiopsie eine vorwiegend axonale Degeneration. Elektromyographisch zeigt sich meist eine periphere neurogene Läsion mit pathologischer Spontanaktivität, gelichtetem Aktivitätsmuster bei maximaler Willkürinnervation und verlängerten oder polyphasisch aufgesplitterten Aktionspotentialen. Scholz und Diener (1989) fanden am häufigsten Zeichen eines älteren neurogenen Umbaus mit erhöhter Polyphasierate von 30% und mehr, seltener eine frische Läsion mit pathologischer Spontanaktivität (5%). Elektroneurographisch läßt sich wie bei anderen Polyneuropathien vom axonalen Schädigungstyp eine normale oder gering verlangsamte motorische Nervenleitgeschwindigkeit nachweisen. Außerdem finden sich Verlängerungen der distalen motorischen Latenz und Verlängerungen oder ein Erlöschen des Hoffmann-Reflexes. Differentialdiagnostisch ist an andere Polyneuropathien vom axonalen Schädigungstyp wie z. B.

Diabetes zu denken. Speziell bei Alkoholikern wurden vereinzelt auch akute Polyneuritiden nach Einnahme von Disulfiram beobachtet.

Pathogenetisch ist eine direkte neurotoxische Schädigung durch Alkohol am wahrscheinlichsten. Ein Thiaminmangel kommt als alleinige Ursache der alkoholischen Polyneuropathie kaum in Frage (Tallaksen et al. 1992).

Die Prognose der alkoholischen Polyneuropathie ist in den meisten Fällen günstig. Selbst sehr ausgeprägte Ausfälle bilden sich unter Abstinenz häufig weitgehend zurück.

Therapie

Generell wird die Substitution von B-Vitaminen empfohlen. Nur in seltenen Fällen sind die Par- und Dysaesthesien so stark, daß eine pharmakologische Behandlung notwendig ist. Bei stärkeren Schmerzen oder dem Auftreten einer Hyperpathie helfen meist niedrige Dosen Acetylsalicylsäure (100 bis 300 mg alle 4 Stunden). Dabei ist das Risiko für Magenblutungen zu beachten. In schweren Fällen ist die Gabe von Vitamin-B-Präparaten, entweder oral oder als i. m. Gabe (z. B. Benfogamma®) indiziert (Loew 1996, Woelk 1995). Einige Befunde deuten darauf hin, daß fettlösliche Vitamin-B-Präparate besser resorbiert werden und bei der Therapie der alkoholischen Neuropathie günstiger sind, so daß diese zumindest bei schweren Verläufen vorzuziehen sind. Der Einsatz von Gangliosiden hat bislang keine klinische Bedeutung erlangt. Angesichts des hohen therapeutischen Risikos und der meist guten Prognose der alkoholbedingten Polyneuropathie ist deren Einsatz sehr zurückhaltend zu beurteilen. Den größten Erfolgsanteil an der Therapie der alkoholischen Polyneu-

ropathie hat die Krankengymnastik. Entsprechende Übungen dienen der Rehabilitation betroffener Patienten.

4.2 Alkoholische Myopathien

Klinik

Neben akuten Verlaufsformen, evtl. mit Rhabdomyolyse, werden auch subakute und chronische Myopathien gesehen. Ihre Prävalenz wird mit 0,8% bis 3,3% angegeben. Subklinische Zeichen einer Myopathie lassen sich dagegen bei 23 bis 66% der Alkoholiker nachweisen (Oh 1976, Conde-Martel et al. 1992).

Alkoholische Myopathien verlaufen häufig blande. Klinisch stehen bei der akuten alkoholinduzierten Myopathie Muskelschmerzen, Schwellungen einzelner Muskelgruppen sowie Braunfärbung des Urins durch eine Myoglobinurie im Vordergrund. Das Vollbild läßt sich aber nur bei einem Teil der betroffenen Patienten nachweisen (Rumpf et al. 1986). In Extremfällen kann es zur völligen Bewegungsunfähigkeit betroffener Muskeln kommen. Zwar können sämtliche Rumpf- und Extremitätenmuskeln betroffen sein, bevorzugte Prädilektionsstelle bei der chronischen alkoholischen Myopathie ist aber die proximale Muskulatur. Laborchemisch finden sich Erhöhungen der Kreatininphosphokinase, der Aminotransferase und der Laktatdehydrogenasen LDH-1 und LDH-2 (Mohs und Watson, 1989). Wichtig ist die häufige Assoziation myopathischer Veränderungen an der Skelettmuskulatur mit einer Kardiomyopathie.

Bei akuten alkoholischen Rhabdomyolysen wurden exzessive Kreatinkinase-Erhöhungen bis 120.000 U/l beschrieben. Eine gefürchtete Komplikation der alkoholischen Myopathie ist die akute Rhabdomyolyse mit Myoglobinurie. Sie tritt häufig im Rahmen eines Delirium tremens auf. Vital bedrohlich ist das aus einer akuten Rhabdomyolyse resultierende myoglobinurische Nierenversagen.

Pathophysiologisch ist bei der alkoholischen Myopathie in erster Linie eine myotoxische Wirkung von Alkohol von Bedeutung. Weitere prädisponierende Faktoren sind Malnutrition, eine muskuläre Hyperaktivität, ausgelöst z. B. durch Krampfanfälle oder ein Delirium tremens, mechanische Einflüsse (z. B. Muskelkompressionssyndrom), alkoholtoxische Gefäßschädigungen und lokale Druck- und Kältetraumata, fraglich auch hormonelle Veränderungen, ein Hypercortisolismus, eine alkoholtoxische Neuropathie und Leberfunktionsstörungen. Langohr et al. (1989) führten die akute Myopathie mit Rhabdomyolyse auf eine primäre myofibrilläre Funktionsstörung zurück und betonten die Rolle einer Lactat-Azidose und verminderten Lactat-Produktion nach anaerober Muskelarbeit.

Therapie

Im Regelfall ist, abgesehen von einer allgemeinen Mobilisierung und ggf. krankengymnastischen Übungen keine spezifische Therapie notwendig. Mögliche Elektrolytentgleisungen müssen vorsichtig ausgeglichen werden. Bei einer Rhabdomyolyse mit drohendem bzw. eingetretenem Nierenversagen ist die Einleitung einer Hämodialyse notwendig. Eine besondere Gefährdung droht durch sekundäre Hyperkaliämien. Wichtig ist wie auch bei anderen neurologischen Folgestörungen des Alkoholismus eine ausreichende Elektrolyt-, Kalorien- und vor allem Vitaminsubstitution.

4.2.1 Akute hypokaliämische Myopathie der Alkoholiker

Klinik

Diese seltene Sonderform wurde von Rubenstein und Wineapel (1977) erstmals beschrieben. Bei der hypokaliämischen Myopathie kommt es im Verlauf von einigen Tagen bis mehreren Wochen zur Ausbildung schmerzloser, proximal betonter Paresen, Muskelschwellungen und -steifigkeit. Im Serum findet sich eine ausgeprägte Hypokaliämie mit einem Serumkaliumwert von 2 mval/l und weniger. Bioptisch lassen sich in den betroffenen Muskeln Einzelfasernekrosen und Vakuolenbildungen erkennen.

Therapie

Dieses seltene Krankheitsbild spricht erwartungsgemäß gut auf Kaliumsubstitution an. Die hypokaliämische Myopathie ist im Regelfall innerhalb weniger Tage reversibel.

4.3 Alkoholtoxische Kleinhirnatrophie

Klinik

Symptome einer Kleinhirnschädigung sind bei Alkoholabhängigen häufig, und auch im kranialen Computertomogramm (CCT) und vor allem NMR lassen sich entsprechende Veränderungen nachweisen. Zwischen 10 bis 36% der Alkoholiker weisen im CCT entsprechende Veränderungen auf. Die Korrelation klinischer Symptome mit dem Ausmaß der cerebellären Atrophie im Computertomogramm ist allerdings schlecht.

Die Symptomatik beginnt typischerweise zwischen dem 4. und 6. Lebensjahrzehnt und verläuft progredient. Männer sind von dieser Erkrankung häufiger betroffen als Frauen. Klinisch ist die alkoholtoxische Kleinhirnatrophie durch eine Stand- und Gangataxie gekennzeichnet. Der Knie-Hacken-Versuch ist ataktisch, während die Koordination der oberen Extremitäten meist weniger gestört ist. Ein Halte- und Intentionstremor betrifft vorzugsweise die oberen Extremitäten und den Kopf. Weiter imponieren ein herabgesetzter Muskeltonus, eine Dysarthrie mit verwaschener Artikulation, eine intersegmentale Instabilität beim Stehen mit typischem Vorwärts- und Rückwärtsschwingen des Beckens und einer Frequenz von 2 bis 4 Hz, Störungen der Okulomotorik (sakkadierte Blickfolge, Suppression des vestibulookulären Reflexes, Blickrichtungsnystagmus). Bei schwersten Fällen kann eine völlige Astasie und Abasie vorliegen.

Pathologisch-anatomisch findet sich bei der alkoholbedingten Kleinhirnatrophie eine Degeneration von Zellschichten im vorderen und oberen Teil des Kleinhirnwurms und in der Kleinhirnrinde. In Bezirken mit geringer Schädigung sind nur die Purkinjezellen betroffen, in den stärker betroffenen Arealen auch andere Zellen.

Pathogenetisch spielen neben der neurotoxischen Wirkung des Alkohols oder anderer Metaboliten des Alkoholstoffwechsels (Acetaldehyd, Fuselalkohole) wahrscheinlich andere Stoffwechselveränderungen eine Rolle, die noch nicht genau verstanden werden. Estrin (1987) sah keine Korrelation zwischen der Menge konsumierten Alkohols und der Entwicklung einer alkoholtoxischen Kleinhirnschädigung. Auch ein Mangel an Vitamin-B_1, -B_2 und -B_6 scheint keine Voraussetzung für die Entwicklung einer Kleinhirnatrophie zu sein.

Therapie

Obwohl der Zusammenhang zwischen Hypovitaminose und Kleinhirnatrophie fraglich ist, wurden positive Wirkungen nach Gabe hoher Dosen von Thiamin berichtet (Graham et al. 1971). Entscheidend sind krankengymnastische Übungen. Im übrigen ist die Prognose der Kleinhirnatrophie bei Abstinenz eher günstig.

4.4 Marchiafava-Bignami-Syndrom

Klinik

Dieses sehr seltene neurologische Krankheitsbild findet sich fast ausschließlich bei Rotweintrinkern in romanischen Ländern, bei denen es zu Demyelinisierungen im Bereich des Corpus callosum kommt. In Deutschland wurden nur vereinzelt Fälle berichtet (Walter 1978). Klinisch stehen psychische Symptome wie vermehrte Reizbarkeit und sexuelle Enthemmung im Vordergrund, daneben auch Verwirrtheitszustände, epileptische Anfälle, Dysarthrie, Pyramidenbahnzeichen, Primitivreflexe, Demenz und Koma. Die Mortalität ist sehr hoch und die Diagnose wird häufig erst post mortem gestellt. Gelegentlich kommen auch subakute und chronische Verläufe vor. Castaigne et al. (1971) differenzierten 2 unterschiedliche Verlaufsformen des Marchiafava-Bignami-Syndroms: eine akute Form mit plötzlichem Beginn, epileptischen Anfällen, Koma und raschem Exitus und eine chronische Form mit progressiver Demenz und z. T. subakuten Phasen. Neuropathologisch konnten im Corpus callosum sowohl akute nekrotische Läsionen mit zystischen Nekrosen als auch sich langsam entwickelnde Demyelinisierungen gefunden werden. Auch Läsionen der weißen Hirnsubstanz können hinzutreten.

Pathogenetisch ist die Ursache der Demyelinisierungen nicht klar. Die mögliche Bedeutung einer Störung des Vitamin-B_{12}-Stoffwechsels und daraus resultierender endogener und demyelinisierend wirkender Zyanide für die Entwicklung dieser Störung wird diskutiert.

Therapie

Eine effektive Therapie ist nicht bekannt. Trotz kasuistischer Erfolge (Kawamura et al. 1985) ist die Gabe von Thiamin nicht sehr erfolgversprechend, sollte angesichts des sonst desolaten Verlaufes aber versucht werden.

Klinisch vom Marchiafava-Bignami-Syndrom nicht zu unterscheiden ist die laminäre Rindensklerose (Morel 1939, Naeije et al. 1978), bei der Veränderungen im Bereich des Stirnlappens im Vordergrund stehen.

4.5 Alkoholische Myelopathie

Klinik

Die alkoholische Myelopathie stellt eine sehr seltene Störung dar, bei der es zu einem axonomyelotropen Schädigungsmuster und einer spinalen Strangdegeneration kommen kann (Wessel 1989). Klinisch stehen Hinterstrangsymptome, eine spastische Paraparese und Blasenstörungen im Vordergrund. Andere neurologische Schädigungen des Myelons müssen differentialdiagnostisch sorgfäl-

tig ausgeschlossen werden. Dies gilt insbesondere für die bei Alkoholismus auftretende funikuläre Myelose.

Ätiopathogenetisch kommt neben einer direkten Schädigung des Myelons durch den Alkohol und einer alimentär bedingten Hypovitaminose auch eine alkoholbedingte Leberschädigung in Betracht.

Therapie

Es wird eine Substitution mit Vitamin-B_{12} und Nikotinsäure empfohlen. Die Prognose ist in den meisten Fällen gut.

4.6 Tabak-Alkohol-Amblyopie

Klinik

Sie ist durch eine bilaterale Demyelinisierung der markhaltigen Fasern in den zentralen Anteilen der Sehnerven, des Chiasmas und des Tractus opticus definiert. Die Läsion beginnt typischerweise retrobulbär und entwickelt sich innerhalb von einigen Tagen bis Wochen. Männer sind häufiger betroffen als Frauen (Prävalenzrate etwa 0,5%), subklinische Fälle sind häufiger. Leichtere bis mittelgradige Veränderungen der visuell evozierten Potentiale bei weitgehend normalen ophthalmologischen Befunden finden sich bei bis zu 40% der untersuchten Alkoholiker.

Klinisch imponiert ein beidseitiger Visusverlust mit Verschwommensehen. Ophthalmologisch finden sich bilaterale, symmetrische zentrale Skotome und abgeblaßte Papillen. Die Retrobulbärneuritis kann isoliert oder im Zusammenhang mit anderen Enzephalo- und Neuropathien (z. B. Wernicke-Korsakow-Syndrom) auftreten. Differentialdiagnostisch sind eine hereditäre Leber'sche Optikusatrophie, andere Intoxikationen (z. B. Methanolvergiftungen), ein chronischer Vitamin-B-Mangel, die perniziöse Anämie und vor allem Sella-Tumoren zu bedenken.

Ätiopathogenetisch ist das gleichzeitige Vorliegen eines starken Alkohol- und Tabakkonsums wichtig. Es wurde vermutet, daß die beim Rauchen in großer Menge aufgenommenen Zyanide infolge einer alkoholbedingten Schädigung der Leber nicht mehr entgiftet werden können (Aulhorn 1989) und für die Entwicklung dieser Störung verantwortlich sind.

Therapie

Die charakteristische Sehstörung ist nur solange rückbildungsfähig, wie die betroffenen Nervenfasern nicht vollständig degeneriert sind. Bei mehrmonatigem Verlauf ist die Prognose schlecht. Zur Therapie wird die hochdosierte Gabe von Vitamin-B-Präparaten, insbesondere Hydroxocobalamin, empfohlen.

4.7 Zentrale pontine Myelinolyse

Klinik

Die Klinik ist gekennzeichnet durch subakut bis akut auftretende Tetraparesen, Sensibilitätsstörungen, bulbäre Symptome, cerebellare Ataxie, Lähmung der äußeren Augenmuskeln, horizontale Blicklähmungen, Pupillenstörungen sowie Blasenstörungen (Übersicht in Bratzke und Neumann 1989). Als Extremvariante kann sich ein Locked-in-Syndrom mit Tetraparese und Bulbärparalyse bei erhaltenem Bewußtsein entwickeln. Die Prognose ist schlecht. Die Mortalität beträgt rund 75%. Andererseits sind z. T. dramatische Besserungen und auch Vollremissionen möglich.

Für den Nachweis entsprechender Läsionen im Ponsbereich sowie etwaiger extrapontiner Herde ist die Kernspintomographie (MRT) besser geeignet als das CCT. Histologisch finden sich meist schmetterlingsförmige symmetrische Entmarkungsherde im orodorsalen Brückenfuß, wobei es u. U. sogar zu Axonschwellungen und zu Lipophagenbildungen durch Gewebsnekrose kommen kann. Extrapontine Myelinolysen sind beschrieben worden, sind aber sehr selten. In diesem Fall sind Thalamus, Putamen und Nucleus caudatus betroffen.

Differentialdiagnostisch ist an das Auftreten von zentraler pontiner Myelinolyse bei nichtalkoholischen Lebererkrankungen, Karzinomen, Mangelernährung und anderen toxischen und metabolischen Störungen zu denken. Neben einer Leberschädigung kommt ätiopathogenetisch dem Vorliegen von Elektrolytstörungen die entscheidende Bedeutung zu. Insbesondere der zu forcierende Ausgleich einer Hyponatriämie scheint hier eine Rolle zu spielen. Unabhängig von einer Hyponatriämie scheint auch eine extreme Serumhyperosmolarität ein bedeutsamer Faktor bei der Entwicklung einer zentralen pontinen Myelinolyse zu sein.

Therapie

Unter präventiven Aspekten kommt der sorgfältigen Überwachung des Elektrolythaushaltes gefährdeter Patienten und ggf. einer sehr langsamen Korrektur von Elektrolytentgleisungen, insbesondere einer Hyponatriämie, die entscheidende Bedeutung zu. Sterns et al. (1986) schlugen als Obergrenze des täglichen Natriumanstiegs 12 mmol Natrium/l vor. Eine ähnliche Auffassung vertreten auch Laureno und Karp (1988), die den Anstieg in den ersten 24 Stunden auf 12 mmol/l und auf 20 mmol/l in den ersten 48 Stunden begrenzen.

4.8 Epileptische Anfälle bei Alkoholikern

Klinik

Folgende Formen epileptischer Anfälle bei Alkoholikern lassen sich differenzieren:

1. Epileptische Anfälle, die ausschließlich im Alkoholentzug auftreten. Diese epileptischen Anfälle sind nur durch den Alkoholismus bedingt. Sie gehören zu den sog. Gelegenheitsanfällen oder -krämpfen.

2. Epileptische Anfälle als Spätmanifestation einer alkoholbedingten hirnorganischen Störung (z. B. Zustand nach Schädel-Hirn-Trauma, Enzephalopathie oder Blutungen). Diese Anfälle rezidivieren spontan.

3. Epileptische Anfälle bei primär latenter Krampfbereitschaft, die durch den Alkoholabusus manifest sind.

4. Die Alkoholepilepsie im engeren Sinn. Es treten durch einen Alkoholismus bedingte epileptische Anfälle spontan und ohne Zusammenhang mit Abstinenz oder vermehrtem Alkoholkonsum auf und persistieren auch bei Abstinenz.

5. Gleichzeitiges Bestehen einer genuinen Epilepsie und eines Alkoholismus.

Die Prävalenz epileptischer Anfälle bei Alkoholabhängigen wird mit 5 bis 35% angegeben. Am häufigsten sind Entzugskrampfanfälle, wobei es sich fast ausschließlich um primär generalisierte Grand maux handelt. Im eigenen Patientengut betrug die Prävalenzrate für Entzugskrampfanfälle 15% (Soyka et al. 1989). Vergleichbare Ergebnisse wurden von einer Reihe anderer Autoren mitgeteilt.

Jeder andere Anfallstyp, z. B. der primär fokale/psychomotorische Anfall, deutet auf eine andere Ursache hin. Das Erstmanifestationsalter liegt typischerweise im mittleren Erwachsenenalter von 30 bis 50 Jahren. Eine tageszeitliche Bindung liegt nicht vor. In bis zu 30% der Fälle leiten epileptische Anfälle ein Delirium tremens ein.

Als Risikofaktoren für das Auftreten von epileptischen Anfällen gelten u. a. der Konsum höherprozentiger Alkoholika, eine chronische Alkoholintoxikation sowie ein zusätzlicher Medikamentenabusus.

Typisch ist der Verlauf: Entzugskrampfanfälle treten fast ausschließlich innerhalb der ersten 24 bis 48 Stunden nach Beginn der Abstinenz auf. Längere Latenzen können z. B. auf einen zusätzlichen Medikamentenkonsum, insbesondere Benzodiazepin-Mißbrauch, zurückzuführen sein. Wichtige diagnostische und therapeutische Prinzipien der Behandlung epileptischer Anfälle bei Alkoholikern sind in Tabelle 4.1 zusammengefaßt.

Die Differentialdiagnose umfaßt metabolische Entgleisungen wie Hypoglykämie oder Elektrolytstörungen, hirntraumatische Schädigungen, Blutungen, andere Noxen und selbstverständlich genuine Epilepsien. Bei der Erstmanifestation ist daher stets eine computertomographische Abklärung erforderlich. Das Elektroenzephalogramm bei Patienten mit sog. Gelegenheitskrampfanfällen ist in den meisten Fällen unauffällig oder kann unspezifische Veränderungen zeigen. Nur in seltenen Fällen finden sich

Tab. 4.1: Diagnostik und Therapie epileptischer Anfälle bei Alkoholabhängigen (nach Soyka 1995).

1. Erstmaliges Auftreten von epileptischen Anfällen

Klinik
Typischerweise primär generalisierte Grand-mal-Anfälle in den ersten 24 bis 48 h des Entzugs bzw. nach dem letzten Alkoholkonsum, selten später. Mitunter rezidivierend auftretend, keine tageszeitliche Bindung. Grand-mal-Status selten. Erstes Auftreten im mittleren Erwachsenenalter (30 bis 40 Jahre). Jeder andere Anfallstyp (z. B. psychomotorische Anfälle) ist verdächtig auf andere Genese.

Befunde
Keine Fokalneurologie. Evtl. andere somatische und neurologische Zeichen des Alkoholismus.

Diagnostische Maßnahmen

Röntgenaufnahme Schädel	Ausschluß Fraktur
EEG	Ausschluß epileptischer Fokus, paroxymale Störungen Differentialdiagnostische Abklärung der Anfälle
evtl. CCT	Ausschluß subdurales Hämatom, Hygrome, Tumor, Mißbildung etc.
Blut	Blutzucker (Hypoglykämie), Elektrolyte,γ-GT, evtl. Blutalkohol
evtl. Urin (Toxikologie)	Ausschluß Medikamenten-/Drogenmißbrauch

Akuttherapie
Keine.
Bei rezidivierendem Auftreten: Benzodiazepine i. v. (nicht i. m.), z. B. Clonazepam 2 mg, evtl. Elektrolyt-/BZ-Korrektur, weitere Entzugsbehandlung nach Klinik.

Dauertherapie
Prognose bei Abstinenz gut, keine medikamentöse Behandlung.

2. Wiederholtes Auftreten von epileptischen Anfällen

Klinik
Bei fortgesetztem Alkoholismus hohe Rezidivgefahr. Eigentliche Alkohol-epilepsie mit Persistieren epileptischer Anfälle bei Abstinenz selten. Bei jeder Änderung des Anfallstyps sorgfältiger Ausschluß anderer Ursachen (z. B. Schädelfraktur, Blutung)
Klinische Untersuchung: s. o. keine Fokalneurologie
Diagnostische Maßnahmen: s. o.

Therapie
Bei klarem Zusammenhang mit Alkoholmißbrauch Akuttherapie entsprechend den oben dargestellten Richtlinien. Bei fehlender Abstinenz keine Dauertherapie mit Antiepileptika. Bei eigentlicher Alkoholepilepsie je nach Anfallsfrequenz evtl. Dauertherapie mit Antiepileptika Phenytoin, Valproinsäure,Carbamazepin.

spezifische paroxymale Störungen wie Spike-wave-Komplexe. Alkohol hat im EEG einen synchronisierenden und leicht frequenzsenkenden Effekt. Am häufigsten kommen bei Alkoholabhängigen pathologische Befunde in Form unspezifischer Allgemeinveränderungen, eine langsame Grundtätigkeit und/oder auch Dysrhythmien vor. Hypersynchrone Entladungen, wie z. B. Spike-wave-Komplexe, sind die Ausnahme und finden sich fast ausschließlich bei Patienten mit epileptischen Anfällen. Am relativ häufigsten treten pathologische EEG-Veränderungen bei Patienten mit komplizierenden Erkrankungen auf. Nach Schlafentzug können epileptische Potentiale häufiger gesehen werden. Herdbefunde im EEG sind sehr selten und deuten auf eine organische Läsion hin, so daß z. B. ein Trauma oder eine Blutung auszuschließen sind.

Pathophysiologisch wurde auf die mögliche pathogenetische Bedeutung von Elektrolytstörungen (Kalium, Calcium und vor allem Magnesium) hingewiesen. Auf Neurotransmitterebene ist vor allem eine im Alkoholentzug verminderte Aktivität inhibitorisch wirkender Neurotransmitter (GABA) und eine verstärkte Funktion exzitatorischer Neurotransmitter, vor allem des glutamatergen Systems, von Bedeutung. Daneben scheinen auch andere Neurotransmitter und Substanzen wie z. B. β-Carboline für die Genese von Entzugskrampfanfällen von Bedeutung zu sein. Auch eine Vermehrung der Zahl spannungsabhängiger Calciumkanäle und eine Erhöhung des intrazellulären Calcium-Pools scheinen das Auftreten von Krampfanfällen zu begünstigen. Eine mögliche Erklärung für das Auftreten von Krampfanfällen bei Alkoholikern bietet auch die sog. Kindling-Hypothese, nach der die wiederholte Phasen von Alkoholintoxika-

tion und -entzug als zunächst unterschwellige Reize wirken, die sich dann aber aufaddieren und so zum Auftreten von Entzugskrampfanfällen und Entzugspsychosen führen. Eine familiäre Belastung mit Epilepsien bei Patienten mit alkoholbedingten Entzugskrampfanfällen spielt offensichtlich keine Rolle.

Therapie

Das erstmalige Auftreten eines sog. Gelegenheitskrampfanfalls im Alkoholentzug oder im alkoholischen Prädelir bedarf einer sorgfältigen differentialdiagnostischen Abklärung (vgl. Tab. 4.1) aber in der Regel keiner medikamentösen Akutbehandlung (Victor 1992). Eine kurzfristige stationäre Überwachung zum Ausschluß eines Rezidivs und zu etwaiger Diagnostik ist meist zweckmäßig. Ein Status epilepticus ist sehr selten.

Eine weitere antikonvulsive Behandlung ist zunächst nicht indiziert. Alkoholkranke Patienten mit bereits bekannter Neigung zu Entzugskrampfanfällen sollten allerdings im Entzug prophylaktisch behandelt werden. Antiepileptisch wirken in erster Linie Benzodiazepine wie z. B. Diazepam, Chlordiazepoxid oder Clonazepam. Auch bei wiederholtem Auftreten von epileptischen Anfällen im Entzug sollte eine antikonvulsive Akutbehandlung, vorzugsweise mit Benzodiazepinen, z. B. Clonazepam 2 mg i. v., durchgeführt werden. Auch Clomethiazol hat eine antikonvulsive Potenz, ist aber aufgrund des langsamen Wirkeintritts zur Akutbehandlung epileptischer Anfälle weniger geeignet.

Zusätzlich können Antiepileptika notwendig werden. Carbamazepin gilt in diesem Fall als Mittel der ersten Wahl (Sillanpää 1987). Allerdings ist hier zu bedenken, daß bei oraler Gabe therapeutische Spiegel erst nach mehreren Tagen erreicht werden. Eine Dosis von 4 x 200 mg/die ist dazu notwendig. Phenytoin hat sich zur Verhütung von Entzugskrampfanfällen als wirkungslos erwiesen (Allredge et al. 1989).

Bei konsequenter Abstinenz ist die Prognose der Anfälle gut, andererseits können bereits geringe Mengen Alkohol weitere Anfälle provozieren. Eine antikonvulsive Dauertherapie bei Entzugskrampfanfällen ist nicht indiziert, nicht nur wegen der schlechten Compliance der Patienten, sondern auch wegen der meist vorliegenden toxischen Leberparenchymschäden sowie der Beeinflussung der Pharmakokinetik von Antiepileptika durch Alkohol.

Anders ist die Behandlung der Alkoholepilepsie im engeren Sinne zu beurteilen. Bei dieser seltenen Komplikation treten epileptische Anfälle auch ohne klaren zeitlichen Zusammenhang mit einem fortgesetzten Alkoholkonsum und unabhängig vom Alkoholentzug auf. Abhängig von der Anfallsfrequenz ist hier eine antiepileptische Dauermedikation, z. B. Valproinsäure oder Carbamazepin, zu diskutieren. Auch hier sind pharmakokinetische Interaktionen von Antiepileptika und Alkohol zu beachten (s. Kap. 10).

4.9 Neurologische Störungen bei Hypovitaminosen und Malnutrition

4.9.1 Vitamin B_1-Mangel

Vitamin B_1 (Thiamin) hat physiologisch eine Bedeutung im Zitronensäurezyklus und Kohlenhydratsoffwechsel. Klinisch sieht man bei einem Vitamin-B_1-Mangel Beri-Beri, Morbus Wernicke und eine Polyneuropathie. Letztere ist durch eine von kaudal nach kranial aufsteigende Symptomatik, besonders ausgeprägt periumbilical und perianal, gekennzeichnet. Ausgespart bleiben häufig die Bereiche der Fußsohlen, des Halses, der Brust und des Kopfes.

Bei Beri-Beri unterscheidet man eine chronisch trockene und akut ödematöse Form. Im internistischen Bereich bestehen kardiopulmonale Störungen, vor allem ein stark vergrößertes Beri-Beri-Herz. Psychopathologisch fallen diese Patienten vor allem durch pseudoneurasthenische oder dementielle Syndrome auf.

Die Therapie besteht in der Gabe von Thiamin 300 bis 400 mg/die.

4.9.2 Vitamin B_{12}-Mangel

Vitamin-B_{12}-Mangel findet sich nicht allein bei chronischem Alkoholismus, sondern bei einer Vielzahl sonstiger organischer Erkrankungen (siehe Tab. 4.2). Zur differentialdiagnostischen Abklärung können eine Reihe von Untersuchungen notwendig werden (vgl. Tab. 4.3). Vitamin-B_{12}-Mangel kann zu einer funikulären Spinalerkrankung führen, bei der vor allem die Hinterstränge und die spinothalamischen Bahnen, aber auch die kortikospinalen motorischen oder die spinozerebellären Systeme betroffen sind. Zerebrale und andere peripher-neurologische Störungen sind seltener.

Klinisch äußert sich die funikuläre Spinalerkrankung durch Parästhesien, Störungen der Tiefen- und Oberflächensensibilität, eine spinale Ataxie, motorische Schwäche, Unsicherheit beim Gehen bis hin zur Gehunfähigkeit, pathologische Reflexe und andere Symptome einer Pyramidenbahn-Symptomatik, Blasenentleerungsstörungen und Areflexie der unteren Extremität (D. Soyka 1993). In bis zu 35% der Fälle sollen auch psychotische Symptome vorliegen. Eine begleitende megalozytäre Anämie ist obligat. Liquor und EEG sind meist unauffällig oder im Einzelfall unspezifisch verändert.

In Einzelfällen können sich die Symptome innerhalb von 2 bis 3 Wochen entwickeln, häufiger kommen protrahierte Verläufe vor.

Die Therapie besteht in der Substitution von Vitamin-B_{12}, zunächst täglich 1 μg intramuskulär.

Tab. 4.2: Differentialdiagnose Vitamin B_{12}-bedingter Mangelzustände (aus D. Soyka 1993).

Perniziöse Anämie (M. Biermer, Addison, Castle)
    Autoimmunmechanismen
Sonstige gastrische Faktoren
    Partielle oder totale Gastrektomie
    Zerstörung (Verätzung) der Magenschleimhaut
Diätetische Faktoren
Intestinale Faktoren
    Malabsorptionssyndrome
    Ileumresektion
    Enteritis regionalis
Parasiten
    Bothriocephalus latus
    Bakterielle Darmüberwucherung
Gesteigerter Bedarf
    Schwangerschaft
    Tumoren
    Hyperthyreose

Tab. 4.3: Untersuchungen zur differentialdiagnostischen Abklärung Vitamin B_{12}-bedingter Mangelzustände (aus D. Soyka 1993).

Blutbild
    Makro- oder megalozytäre Anämie?
Vitamin-B_{12}-Spiegel im Serum
    Verminderung unter 150 pg/ml
Folsäurespiegel im Serum
Schilling-Test
    Mangel an Intrinsicfactor?
    Malabsorption?
Ganzkörperretentionstest
Magendiagnostik
    Histaminrefraktäre Anazidität?
    chronisch-atrophische Corpusgastritis?
Autoantikörper gegen Intrinsicfactor und gegen Belegzellen des Magens

4.9.3 Folsäuremangel

Physiologisch kommt der Folsäure besondere Bedeutung als C1-Carrier im Aminosäuren- und Nukleotidstoffwechsel zu. Klinisch führt Folsäuremangel zu einer ähnlichen neurologischen Symptomatik wie der Vitamin-B$_{12}$-Mangel. Der Normbereich im Serum liegt zwischen 4 und 20 mg/ml. Alkoholismus ist die häufigste Ursache eines Folsäuremangels, differentialdiagnostisch ist aber auch an eine Reihe anderer Störungen zu denken, insbesondere an dietätische Faktoren (Mangelernährung), Resorptionsstörungen (Malabsorption, Sprue, Zöliakie, Enteritis regionalis, Medikamenteneinnahme), Utilisationsstörungen (Folsäureantagonisten, Antikonvulsiva, Enzymdefekte, Vitamin-B$_{12}$-Mangel) und einen vermehrten Bedarf, z. B. bei Schwangerschaft, Hyperthyreose und malignen Tumoren.

Die Therapie erfolgt mit 1 mg Folsäure oral 2 bis 3mal täglich.

4.9.4 Nikotinsäuremangel-Enzephalopathie

Physiologisch kommt Nikotinsäure (Niacin) eine Bedeutung bei der Zellatmung, bei Vorgängen der Energiegewinnung im Kohlenhydratstoffwechsel und im Tryptophanstoffwechsel zu. Eine Nikotinsäuremangel-Enzephalopathie bei Alkoholismus ist selten und tritt dann oft in Kombination mit Pellagra und Beri-Beri auf. Klinisch stehen hier, wie auch bei einigen anderen Hypovitaminosen, die drei Leitsymptome Dermatitis, Diarrhoe und Demenz im Vordergrund. Auf neurologisch-psychiatrischem Gebiet finden sich Apathie, Stupor, Verwirrtheitszustände, pseudoneurasthenische Bilder, extrapyramidal-motorische Störungen, orale Automatismen, aber auch Symptome einer funikulären Spinalerkrankung (s. Kap. 4.9.2). Bei der Pellagra treten neben den geschilderten neuropsychiatrischen Störungen auch Symptome einer Myelopathie auf. Auch Schleimhautschädigungen, Ulcera und Infekte des Magen-Darm-Traktes können vorliegen.

Die Therapie besteht in der Verabreichung von Nikotinsäure (Nicobion®), inital 600 mg/die, später 300 mg/die.

4.10 Schlafstörungen

Schlafstörungen , vor allem Hyposomnien und Störungen der Schlafkontinuität, sind bei Alkoholikern so häufig, daß sie in modernen psychiatrischen Klassifikationssystemen als eigene diagnostische Kategorie geführt werden (DSM-IV-Nr. 291.8, ICD-10-Nr. F.10.8). Neben der direkten Wirkung von Alkohol auf das ZNS können auch Entzugssymptome und körperliche Beschwerden (z. B. gastrointestinale Symptome) dazu führen. Gerade im Rahmen des Alkoholentzugssyndroms können ausgeprägte Veränderungen der Schlafrhythmik im Sinne einer deutlichen Fragmentierung, Tiefschlafreduktion, häufigem Wechsel der Schlafstadien und vermehrter Aufwachreaktionen beobachtet werden, evtl. auch ein sog. REM-Rebound (Gross und Hastey 1975, 1976, Kurella et al. 1990a,b). Bei abstinenten Alkoholikern finden sich häufig Schlafstörungen, die durch verlängerte Einschlaflatenzen, verminderten Tiefschlaf, häufige Aufwachreaktionen, vermehrte Wachphasen und häufigere Stadienwechsel gekennzeichnet sind. Hier ergeben sich auch Querverbindungen zum protrahierten Alkoholentzugssyndrom. Auffallend ist in vielen Fällen die Diskrepanz zwischen polysomnographisch nachgewiesenen Veränderungen und der subjektiv oft geringen Beeinträchtigung der Schlafqualität.

Da sich erfahrungsgemäß Schlafstörungen bei Alkoholikern nach abgeschlossenem Entzug meist relativ rasch normalisieren, und wegen des Suchtrisikos, ist die Verordnung der meisten Hypnotika abzulehnen. Gegebenenfalls können niedrig dosierte trizyklische Antidepressiva, z. B. Doxepin (Aponal®, Sinquan®) 10 bis 25 mg/die zur Nacht versucht werden, alternativ auch Phytotherapeutika oder Non-Benzodiazepinhypnotika wie z. B. Zopiclon (Ximovan®) oder Zolpidem (Stilnox®, Bikalm®), die im Vergleich nur ein geringes Suchtpotential besitzen. Entscheidend ist eine vernünftige Schlafhygiene, ausreichende Bewegung und körperliche Belastung.

4.11 Hirnatrophien bei Alkoholikern

Alkohol wirkt neurotoxisch und kann zur Entwicklung einer Hirnatrophie führen, wobei die pathophysiologischen Mechanismen noch nicht genau verstanden werden. Verlaufsuntersuchungen haben gezeigt, daß sich unter Abstinenzbedingungen die Hirnatrophie in einem Teil der Fälle wieder rückbilden kann. Ob es dabei zu einer echten Regeneration von Zellen kommt, ist umstritten. Kleinhirnatrophien sind relativ am häufigsten, aber auch Großhirnatrophien können bei chronischen Alkoholikern auftreten. Mit den modernen bildgebenden Verfahren (CCT oder NMR) lassen sich bei Alkoholabhängigen schon früh hirnatrophische Prozesse nachweisen, sowohl eine Erweiterung des Ventrikelsystems als auch frontal betonte kortika-

le Atrophien. Spezielle Therapieempfehlungen können aus diesen Befunden nicht abgeleitet werden.

4.12 Alkoholinduzierte extrapyramidalmotorische Störungen

Gelegentlich werden bei Alkoholikern flüchtige choreiforme Dyskinesien an Kopf und Extremitäten beschrieben, die im Rahmen eines Entzugssyndroms auftreten und innerhalb weniger Wochen reversibel sind (Lucey und Dinan 1992). Auch transiente Parkinson-Syndrome werden beobachtet. Spezielle Therapieempfehlungen können nicht gegeben werden. Neuroleptika sollten bei Alkoholikern sehr zurückhaltend eingesetzt werden.

4.13 Alkoholischer Tremor

Der Tremor alcoholicus gilt zu Recht als ein Frühsymptom des chronischen Alkoholabusus und tritt vor allem bei Alkoholabstinenz bzw. im Alkoholentzug auf. Meist ist er reversibel und bessert sich zunächst durch erneuten Alkoholkonsum, er kann aber auch irreversibel werden. Der feinschlägige Tremor läßt sich am besten bei vorgestreckten Armen und Händen als Haltungstremor sehen und verstärkt sich bei Intentionsbewegungen. Im späteren Verlauf kann der Tremor grobschlägig werden. Differentialdiagnostisch kommt neben anderen chronischen Intoxikationen in erster Linie der hyperthyreotische Tremor in Betracht. Therapeutisch ist die Alkoholabstinenz Grundvoraussetzung für eine Besserung. β-Blocker sind das Mittel der Wahl bei persistierendem Tremor.

Alternativ können auch Benzodiazepine (cave Suchtpotenz) und Calciumantagonisten erwogen werden (Bone et al. 1989).

4.14 Zerebrale Gefäßschädigungen und Blutungen

Exzessiver Alkoholkonsum ist ein wesentlicher Risikofaktor für ischämische, aber auch hämorrhagische zerebrovaskuläre Prozesse (Camargo 1989) sowie die Pachymeningosis hämorrhagica interna. Chronische subdurale Hämatome sind bei Alkoholikern häufig. Leitsymptome sind zunehmende Kopfschmerzen, epileptische Anfälle, fluktuierende Bewußtseinsstörungen oder neurologische Herdsymptome. Auch harmlos anmutende Traumata können subdurale Hämatome auslösen, die im kranialen CT oder MRT gut nachweisbar sind. Je nach Ausmaß und Lokalisation kommen sowohl konservative als auch neurochirurgische Therapiemaßnahmen in Frage.

5 Alkoholentzugssyndrom und Alkoholintoxikation

5.1 Das akute Alkoholentzugssyndrom

Klinik

Das Alkoholentzugssyndrom ist die häufigste neuropsychiatrische Folgestörung der Alkoholabhängigkeit. Allerdings entwickeln längst nicht alle alkoholabhängigen Patienten Entzugserscheinungen. Der Übergang zum Vollbild des Alkoholdelirs ist fließend. Der Begriff Prädelir, der früher für schwere Alkoholentzugssyndrome verwendet wurde, ist heute nicht mehr üblich. Typischerweise beginnt das Entzugssyndrom wenige Stunden bis Tage nach der letzten Einnahme von Alkohol. Bei starken Trinkern reicht auch schon eine erhebliche Reduktion der Trinkmenge zum Auftreten von Entzugserscheinungen.

Die einzelnen Symptome des Entzugssyndroms sind in Tabelle 5.1 dargestellt. Sie können in ähnlicher Form auch beim Entzug anderer Substanzen auftreten, insbesondere bei Barbituraten, Benzodiazepinen und anderen Tranquilizern/Hypnotika, für die eine teilweise oder völlige Kreuztoleranz mit Alkohol besteht. Zu den wichtigsten klinischen Symptomen gehören vegetative Symptome (vermehrtes Schwitzen, Pruritus, Mundtrockenheit, Schlafstörungen), Tremor, epileptische Anfälle und andere neurologische Symptome, gastrointestinale und psychopathologische Symptome wie z. B. Angst, Reizbarkeit, Affektstörungen und neuropsychologische Auffälligkeiten. Der entzugsbedingte Tremor ist grobschlägig und kann an Händen, Zunge oder Augenlidern beobachtet werden. Auch Halluzinationen kommen beim „einfachen" Alkoholentzugssyndrom vor.

Eine faktorenanalytische Untersuchung der klinischen Symptome des Alkoholentzugssyndroms (Gross et al. 1971) ergab drei Symptomkomplexe:

- Komplex 1: Nausea, Tinnitus, Sehstörungen, Pruritus, Parästhesien, Muskelschmerzen, optische/akustische Halluzinationen, taktile Halluzinationen, motorische Unruhe (Störungen des perzeptiven und kognitiven Systems durch Beeinträchtigung kortikaler Strukturen und sensorischer Rezeptororgane)
- Komplex 2: Tremor, vermehrte Schweißausbrüche, Depressionen, Angst (affektive Störungen durch Beeinträchtigung limbischer Strukturen)
- Komplex 3: Störungen der Bewußtseinslage, des Kontakts, des Ganges, Nystagmus (Störungen im Bereich des Hirnstammes)

Das einfache Alkoholentzugssyndrom klingt üblicherweise innerhalb weniger Tage ab. Verläufe über mehr als eine Woche sind die Ausnahme. Epileptische Anfälle treten fast ausschließlich innerhalb der ersten 24 bis 48 Stunden nach Abstinenz auf. Prolongierte Verläufe weisen häufig auf eine Mehrfachabhängigkeit, z. B. von Benzodiazepinen, hin.

Häufig wird der Alkoholentzug durch alkoholbedingte Begleiterkrankungen und Folgeschäden kompliziert. Dazu ge-

Tab. 5.1: Symptomatik des einfachen Alkoholentzugssyndroms.

Somatisch-internistisch
allgemeines Unwohlsein und Schwäche gastrointestinale Störungen: Appetitmangel, Übelkeit, Erbrechen, Magenschmerzen, Durchfälle Herz-Kreislaufstörungen: Tachykardien, periphere Ödeme

Vegetativ
Mundtrockenheit, vermehrtes Schwitzen, Juckreiz, Schlafstörungen

Neurologisch
Tremor (Hände, Zunge, Augenlider) Artikulationsstörungen, Ataxie, Parästhesien epileptische Anfälle vom Grand-mal-typ, Nystagmus, Muskel- und Kopfschmerzen

Psychisch
Angst, Reizbarkeit, motorische und innere Unruhe depressive Verstimmungen, Konzentrations- und Gedächtnisstörungen selten Bewußtseinsstörungen und vorübergehende Halluzinationen

hören gastrointestinale Blutungen, Traumata, Kreislaufstörungen (Tachykardie, Hypertonie), kardiale Symptome wie Rhythmusstörungen, Elektrolytentgleisungen, Pneumonien, Hypoglykämien und ein schlechter Allgemeinzustand. Die Therapie dieser Folgeschäden wird in den jeweiligen Abschnitten besprochen.

Differentialdiagnostisch ist neben dem Entzug von zahlreichen anderen Substanzen, insbesondere Tranquilizer, Hypnotika und Anxiolytika eine Hypoglykämie, eine Hyperthyreose und diabetische Ketoazidose in Erwägung zu ziehen. Auch der essentielle Tremor, gelegentlich auch andere Tremorformen, können differentialdiagnostische Probleme aufwerfen. Zur Differentialdiagnose epileptischer Anfälle siehe Kapitel 4.8.

Typische oder gar pathognomonische Veränderungen der klinisch-chemischen Parameter fehlen. Das EKG weist gelegentlich Hinweise auf eine Kardiomyopathie, z. T. auch eine vorzeitige Ventrikeltätigkeit auf. Häufiger sind Sinustachykardien. Das EEG ist meist unauffällig. Gelegentlich können Krampfpotentiale und ein Wiederauftreten von REM-Stadien bei verminderter Delta-Aktivität abgeleitet werden.

Die pathophysiologischen Grundlagen des Alkoholentzugssyndroms sollen nur stichwortartig angesprochen werden (vgl. Abb. 5.1). Längere Alkoholexposition führt zu einer Toleranz, deren Unterbrechung wiederum zu einer Störung der erreichten Homöostase und Veränderung der adaptiven zellulären und neurochemischen Veränderungen.

Nach der sog. Kindling-Hypothese, die auf neurophysiologischen Untersuchungen beruht (Ballenger und Post 1978), führt die repetitive Anwendung schwacher elektrischer Reize in unterschiedlichen Arealen des Gehirns, vor allem im Bereich des limbischen Systems, die zunächst keine Depolarisation bzw. Reizantwort bewirken, zu Nachentladungen, so daß schließlich schon geringe Reize eine Nachentladung auslösen. Übertragen auf das Alkoholentzugssyndrom bedeutet dies, daß durch wiederholte Abstinenzphasen und (subklinische) Entzüge die Entwicklung eines schweren Alkoholentzugssyndroms und epileptischer Anfälle gebahnt werden könnte.

Quantitative Erfassung des Alkoholentzugssyndroms

In der Regel wird das Alkoholentzugssyndrom heute noch nach klinischem Eindruck behandelt. Dabei sind in den letzten Jahren eine ganze Reihe von Untersuchungsinstrumenten und Skalen erarbeitet worden, die helfen sollen, die vorliegenden Symptome quantitativ zu erfassen und die darüber hinaus Entscheidungshilfen für die Therapie bie-

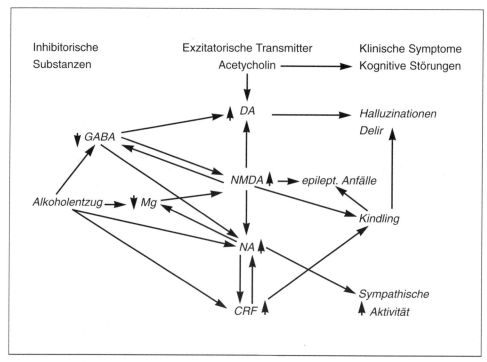

Abb. 5.1: Pathophysiologische Grundlagen des Alkoholentzugssyndroms.

ten. Am häufigsten verwendet wird die von Shaw et al. (1981) erarbeitete, standardisierte, 15 Faktoren umfassende CIWA-Skala (CIWA = Clinical Institute Withdrawal for Alcohol), die in zahlreichen verschiedenen Versionen modifiziert wurde. Im deutschsprachigen Raum wird z. B. eine von der Universität Lübeck erstellte Skala verwendet.

Therapie

Sie hängt entscheidend vom Schweregrad des Alkoholentzugssyndroms und der Begleiterkrankungen ab. Das einfache, unkomplizierte Alkoholentzugssyndrom bedarf keiner speziellen (Pharmako-)Therapie. Eine stationäre Behandlung ist nicht immer notwendig, bietet aber die Möglichkeit der besseren Überwachung des Patienten und raschen Einleitung therapeutischer Maßnahmen. Eine ambulante Entgiftung von Alkoholkranken ist grundsätzlich möglich und hat sich bei Patienten mit milden Entzugssyndromen als relativ sichere und erfolgreiche Therapie erwiesen (Alterman et al. 1988, Hayashida et al. 1989).

Eine stationäre Behandlung ist immer dann zu diskutieren, wenn die Anamnese Hinweise für schwer verlaufende Entzugssyndrome ergeben hat (Delir, epileptische Anfälle etc.), relevante Begleiterkrankungen vorliegen, die Trinkmenge außergewöhnlich hoch war, der Patient sich in schlechtem Allgemeinzustand befindet oder Mehrfachabhängigkeiten vorliegen. Vorteil einer ambulanten Entgiftung sind u. a. die geringeren Kosten.

Kontraindikationen einer ambulanten Entgiftung sind das Vorliegen von Bewußtseinsstörungen, Traumata, akute abdominelle Schmerzen, Pneumonien, delirante Bilder, Suizidalität, Halluzinationen und auch epileptische Anfälle in der Anamnese. In diesen Fällen ist eine stationäre Beobachtung unumgänglich.

Im klinischen Alltag ist folgendes Vorgehen sinnvoll:

1. Körperliche Untersuchung

Sie dient dem Ausschluß wichtiger somatischer Begleiterkrankungen wie Verletzungen, Herzrhythmusstörungen, Blutungen (insbesondere im oberen Gastrointestinaltrakt), Infektionen (Pneumonien), Leberfunktionsstörungen (Ikterus, Aszites etc.) und neurologischen Störungen (Polyneuropathie).

2. Pflegerische Maßnahmen

Viele Alkoholentzüge lassen sich ohne spezielle psychopharmakologische Interventionen meistern. Die Bedeutung der „supportive care" (ruhige Atmosphäre, ausreichendes Flüssigkeits- und Nahrungsangebot, Zuwendung und allgemeine Hilfestellungen) bei der Entgiftung von Alkoholabhängigen kann nicht genug betont werden (Shaw et al. 1981). Whitfield et al. (1978) fanden, daß eine solche Behandlung bei 1024 von 1114 Patienten ausreichend war.

3. Korrektur von Vitamin- und Elektrolytstörungen

Wichtig ist die Diagnostik und Therapie metabolischer Entgleisungen wie des Glucose-, Wasser- und Elektrolythaushalts und gelegentlich des Säure-Basen-Haushalts. Der Energiebedarf ist ausreichend zu decken, ebenso der Vitaminbedarf. Thiamin, Vitamin-B-Komplex, Vitamin D und gelegentlich Vitamin K bei Prothrombindefizit sind zu substituieren. Ggf. sind fiebersenkende Mittel notwendig. Zu den wichtigsten Elektrolytentgleisungen gehören eine Hypokaliämie und Hyponatriämie, daneben auch eine Hypomagnesiämie, die vorsichtig ausgeglichen werden sollten (cave zentrale pontine Myelinolyse). Übersehen wird häufig ein Zinkmangel (Leitsymptome: Durchfall, Hautläsionen, verschlechtertes Nachtsehen, etc.). Besondere Probleme können sich erfahrungsgemäß bei Patienten mit schweren Leberfunktionsstörungen (veränderte Pharmakokinetik), alten Patienten und Patienten mit somatischen oder auch psychiatrischen Erkrankungen ergeben.

4. Pharmakotherapie

Die wesentlichen Ziele in der pharmakologischen Behandlung des Alkoholentzugssyndroms sind die Verhinderung von epileptischen Anfällen, Delirien und anderen Alkoholpsychosen sowie von Arrhythmien. Auf psychopharmakologischer Ebene haben sich zum einen Clomethiazol (Distraneu-rin®), zum anderen Benzodiazepine in der Behandlung des Alkoholentzugs und -delirs durchgesetzt (Übersicht in Soyka 1995). Beide Substanzgruppen haben eine vergleichbar gute Wirksamkeit und können empfohlen werden. Alternativ sind in zweiter Linie u. a. Carbamazepin, Clonidin und einige andere Pharmaka zu nennen.

Benzodiazepine

Wesentliche Vorteile der Benzodiazepine im Alkoholentzug sind:
- Hohe Wirksamkeit in der Therapie von Alkoholentzugssyndromen
- Gute antiepileptische Potenz
- Auch in der Behandlung des Alkoholdelirs wirksam
- Kaum allergische Reaktionen
- Hohe therapeutische Breite

Tab. 5.2: Dosierung verschiedener Benzodiazepinderivate im Alkoholentzug (nach Soyka 1995).

Substanz	Handelsname	Halbwertzeiten	Dosis/die (mg)
Alprazolam	Tafil	10–15 h[1]	2–8
Chlordiazepoxid	Librium Multum	36–96 h[1,3]	100–400
Diazepam	Valium u. v. a.	20–40 h[1,3]	20–80 z. T. 500–1000
Dikaliumclorazepat	Tranxilium	50–100 h[1,3]	20–80 z. T. 500–1000
Oxazepam	Adumbran Praxiten u. v. a.	4–15 h[2]	60–240
Lorazepam	Tavor Laubeel u. v. a.	12–15 h[2]	4–16

1 Abbau durch Oxidation
2 Konjugation
3 aktive Metaboliten mit z. T. erheblich längeren Halbwertzeiten (z. B. Chlordiazepoxid, Dikaliumclorazepat und Diazepam zu Nordiazepam HW 50–100 h)

■ Parenterale Gabe und Kombination mit anderen Medikamenten (z. B. Neuroleptika) prinzipiell möglich

■ Rascher Wirkungseintritt

Die wichtigsten Nachteile und Nebenwirkungen sind:

■ Das relativ hohe Suchtpotential der Benzodiazepine

■ Lange Halbwertszeit einzelner Metaboliten mit

■ Gefahr zu starker Sedierung

Prinzipiell können praktisch alle Benzodiazepine im Alkoholentzug eingesetzt werden. Im klinischen Alltag haben sich einige sedierende Benzodiazepinderivate, insbesondere Diazepam (Valium®), Dikaliumclorazepat (Tranxilium®) und Chlordiazepoxid (Librium®) besonders bewährt. Einige Autoren empfehlen für die Entzugsbehandlung vor allem Benzodiazepine wie z. B. Oxazepam (Adumbran®) und Lorazepam (Tavor®), die vor allem durch Konjugation ausgeschieden werden und bei Leberfunktionsstörungen seltener kumulieren. Mögliche Dosierungen verschiedener Benzodiazepinderivate sind in Tabelle 5.2 zusammenfassend dargestellt. Sellers et al. (1983) empfehlen ein spezielles Therapieschema, bei dem der Patient alle ein bis zwei Stunden oral oder i. v. 20 mg Diazepam bis zu einer deutlichen Besserung der Entzugssymptomatik erhält und die tägliche Dosis dann im Hinblick auf die lange Halbwertszeit der Metaboliten um jeweils 25 bis 50% reduziert wird. Grundsätzlich ist eine schnelle und ggf. hochdosierte Behandlung mit Benzodiazepinen zur raschen Unterdrückung des Alkoholentzugssyndroms und eine anschließende langsame Reduktion der Benzodiazepine über meist mehrere Tage zu empfehlen.

Im Regelfall sollte die Behandlung durch orale Gabe erfolgen. Der Patient sollte ruhig, aber erweckbar sein. Die intramuskuläre Gabe der meisten Benzodiazepine, insbesondere Diazepam und Chlordiazepoxid, ist wegen der schlechten Absorption nicht sinnvoll (Castaneda und Cushman 1989). Eine sublinguale Gabe, z. B. bei Patienten mit schweren gastrointestinalen Beschwerden, ist prinzipiell möglich, die klinische Wirksamkeit im Alkoholentzug aber nicht sicher erwiesen. Nur bei schweren Verläufen ist eine parenterale Behandlung sinnvoll. Hier muß eine ausreichende Überwachung gewährleistet sein. Bei parenteraler Gabe kann es zu Blutdruckabfall, Atemdepression und Herzstillstand kommen.

Diazepam kann auch als 5- oder 10 mg-Rektiole gegeben werden. Die Anwendung kann im Einzelfall bei Patienten mit epileptischen Anfällen diskutiert werden.

Bei psychotischen Symptomen (Halluzinationen) ist eine zusätzliche neuroleptische Therapie zu diskutieren. Üblicherweise kommen dabei Butyrophenone (Haloperidol) zum Einsatz.

Nebenwirkungen

Angesichts der großen therapeutischen Breite sind Überdosierungen eher selten. Zu den wichtigsten Nebenwirkungen gehören Müdigkeit, starke Sedation, Konzentrations- und Aufmerksamkeitsstörungen sowie eine Verminderung des Reaktionsvermögens (Fahrtüchtigkeit), anterograde Amnesien, Appetitzunahme, Minderung der Libido und Menstruationsstörungen. Neurologische Symptome (Dysarthrien, Ataxie, Muskelrelaxation) sind eher selten.

Kontraindikationen

Hier ist in erster Linie die Myasthenia gravis zu nennen, außerdem das akute

Engwinkelglaukom. Eine Benzodiazepinüberempfindlichkeit ist extrem selten. Im ersten Trimenon der Schwangerschaft sollten Benzodiazepine nicht gegeben werden.

Clomethiazol

Clomethiazol (Distraneurin®) läßt sich chemisch vom Thiamin ableiten. Seit Anfang der 60er Jahre hat Clomethiazol in der Behandlung des Alkoholentzugssyndroms in Europa einen festen Platz.

Wesentliche Vorteile des Clomethiazols sind:

- Gute Wirksamkeit im Alkoholentzug und beim Alkoholdelir
- Gute antikonvulsive Wirksamkeit
- Gute Verträglichkeit
- Oral wie parenteral anwendbar
- Relativ geringe Halbwertszeit (ca. 4 h)
- Keine Hepatotoxizität

Wesentliche Nachteile und Nebenwirkungen des Clomethiazols sind:

- Erhebliche Suchtpotenz
- Vermehrte Bronchialsekretion
- Atemdepressive Wirkung

Clomethiazol wird in Kapselform nach oraler Gabe rasch resorbiert und erreicht nach 15 bis 30 Minuten maximale Serumkonzentrationen. Die Resorption von Clomethiazol in Tablettenform verläuft etwas langsamer. Die Halbwertszeit beträgt 4 bis 6 Stunden. Bei Patienten mit Leberschäden kann sie auf ca. 8 Stunden verlängert sein. Clomethiazol wird in der Leber rasch verstoffwechselt und über die Nieren ausgeschieden. Pharmakologisch aktive Metaboliten gibt es nicht.

Der genaue Wirkmechanismus ist noch nicht ganz klar, eine Verstärkung der inhibitorischen Wirkung des Neurotransmitters Glycin am wahrscheinlichsten (Übersicht bei Majumdar 1990). Ein hepatoprotektiver Effekt von Clomethiazol wurde verschiedentlich postuliert, ist aber nicht sicher.

Clomethiazol (Distraneurin®) wird in Deutschland zur oralen Anwendung in Kapselform (0,192 g), als Tabletten (0,5 g), als Mixtur (5 g/100 ml) und zur parenteralen Applikation als 0,8 g/100 ml (0,8%ige) Lösung angeboten. Clomethiazol-Tabletten können wegen der Gefahr von Oesophagus-Ulzera nicht empfohlen werden (Rohner et al. 1982).

Grundsätzlich sollte die initiale Dosierung ausreichend hoch sein, um vor allem bei schwereren Fällen eine gewisse Sedierung, zumindest eine deutliche Besserung des Entzugssyndroms herbeizuführen. Sie kann dann, abhängig vom klinischen Bild, relativ rasch wieder reduziert werden. Der Patient sollte stets erweckbar bleiben. Bei leichten bis mittelschweren Entzugssyndromen können 2 bis 4 Kapseln oder 10 bis 20 ml verdünnter Mixtur in ein- bis mehrstündigem Abstand ausreichen, bei schweren Entzugssyndromen können initial 6 bis 8 Kapseln innerhalb der ersten 2 Stunden, dann weitere 2 Kapseln ca. alle 1 bis 2 Stunden notwendig werden. Als tägliche Höchstdosis werden meist 20 bis 24 Kapseln/die genannt. Bei schweren Alkoholdeliren wird z. T. noch deutlich höher dosiert (Dittmar 1994). In diesem Fall ist eine Kombination vor allem mit Neuroleptika (Haloperidol) zu diskutieren. Bei schwersten Deliren können Dosen von über 60 mg Haloperidol/die notwendig werden.

Eine parenterale Clomethiazolbehandlung ist wegen der Gefahr einer Atemdepression wenn irgend möglich zu vermeiden und setzt eine sorgfältige intensivmedizinische Überwachung

(Perfusor) voraus. Initial kann mit einer i. v. Injektion über 3 bis 5 min mit 40 bis 80 (100) ml 0,8%iger Lösung begonnen werden. Bis zum Erreichen einer ausreichenden Sedation sollte eine Tropfgeschwindigkeit von 60 bis 150/min eingehalten werden. Der Patient sollte durch Schmerzreize erweckbar bleiben. In den ersten 6 bis 12 Stunden können 500 bis 1000 ml Lösung infundiert werden. Bei parenteraler Gabe sollte eine tägliche Höchstdosis von 20 g nicht überschritten werden. So bald wie möglich ist bei ausreichender Wirkung auf eine orale Therapie umzustellen.

Nebenwirkungen

Bei oraler Gabe ist Clomethiazol meist gut verträglich. Neben der Gefahr von Atemdepressionen und Kreislaufstörungen (Hypotonien) ist vor allem das Risiko einer starken Bronchialsekretion zu nennen. Bei Patienten mit obstruktiven Lungenerkrankungen oder anderen kardiopulmonalen Störungen (z. B. Pneumonien) ist daher die Gabe von Benzodiazepinen vorzuziehen. Hypotonien sind nicht selten, außerdem können allergische Reaktionen (Exantheme), Husten- und Niesreiz, Magenbeschwerden und eine Beeinträchtigung des Reaktionsvermögens auftreten.

Alternative Pharmaka

Andere Hypnotika und Sedativa wie z. B. Barbiturate oder Meprobamat sind deutlich toxischer als Benzodiazepine und Clomethiazol und können daher nur in den seltenen Fällen empfohlen werden, in denen eine Therapie mit Benzodiazepinen oder Clomethiazol nicht ausreichend wirksam ist oder z. B. bei polytoxikomanen Patienten mit Barbituratabusus.

Auch Phenothiazine haben sich in der Behandlung schwerer Entzugssyndrome als wenig sinnvoll erwiesen. Die Senkung der Krampfschwelle und die Gefahr von Kreislaufstörungen (Hypotension) aufgrund der adrenolytischen Wirkung, aber auch die anticholinergen Nebenwirkungen stehen der Anwendung bei Alkoholikern entgegen.

Günstiger ist der Einsatz von Butyrophenonen, in erster Linie Haloperidol (Haldol®), zu bewerten, die allerdings nur in der Kombinationsbehandlung empfohlen werden können, z. B. bei stark halluzinierenden und unruhigen Patienten. Selbstverständlich ist bei der Neuroleptikabehandlung von Alkoholikern mit den selben Nebenwirkungen zu rechnen wie bei anderen Patienten (extrapyramidalmotorische Störungen etc.).

Das Benzamidderivat Tiaprid (Tiapridex®) inhibiert spezifisch und selektiv striäre Dopaminrezeptoren (D_2-Rezeptoren) und kann bei leichteren Alkoholentzugssyndromen ausreichend sein, ist aber zur Behandlung schwerer Entzugssyndrome ungeeignet. Das Nebenwirkungsprofil dieses Neuroleptikums ist deutlich ungünstiger als das der eingangs genannten Substanzen.

Die wichtigste pharmakologische Alternative stellt Carbamazepin dar. Bei einfachen bis mittelschweren Entzugssyndromen und insbesondere zur Prophylaxe von Entzugskrampfanfällen hat sich Carbamazepin in einer ganzen Reihe von klinischen Untersuchungen als wirksam erwiesen (Übersicht bei Thome et al. 1994). Carbamazepin besitzt eine Zulassung für den Indikationsbereich „Anfallprophylaxe beim Alkoholentzug unter stationären Bedingungen". Insbesondere die Retardform hat sich in Doppelblindstudien bei leicht- bis mittelschweren Alkoholentzugssyndromen dem Clomethiazol als ebenbürtig erwiesen (Gottesleben et al. 1995). Häufig werden Dosen von initial 900 bis 1200 mg, nach einigen Tagen von 600 mg gegeben. Als Monotherapie bei schwereren Entzugssyndromen oder beim Delir ist Carbamazepin dagegen nicht ausreichend.

Wesentlicher Vorteil bei Carbamazepin ist das fehlende Suchtpotential. Als wichtigste Nebenwirkungen des Carbamazepins gelten gastrointestinale Beschwerden wie Übelkeit und Erbrechen, verschiedene vegetative Symptome, Schwindel, Sehstörungen, seltener Tremor und Ataxie, allergische Reaktionen und Transaminasenerhöhungen. In seltenen Fällen können auch hämatologische Nebenwirkungen auftreten. Schwerwiegende, aber seltene Nebenwirkungen sind aplastische Anämien, Hepatitiden, das Auftreten eines Lyell- und Stevens-Johnson-Syndroms sowie teratogene Wirkungen. Außerdem wird der Folsäurestoffwechsel durch Carbamazepin beeinflußt, wahrscheinlich durch Reduktion der intestinalen Folsäureresorption sowie der Wasser- und Elektrolythaushalt. Hier kann es zu Hyponatriämien, einer Verminderung der Serumosmolalität sowie einem Anstieg der Urinosmolalität kommen (Schmidt und Greil 1987).

Gelegentlich ist es zu Intoxikationen mit Carbamazepin in Retardform bei unkontrollierter Einnahme im Rahmen einer ambulanten Alkoholentzugsbehandlung (Krämer et al. 1989) oder auch in suizidaler Absicht (Burkhardt 1989) gekommen. Denkbar wäre daher auch eine Behandlung mit Carbamazepinsaft bzw. -suspension, die diesbezüglich sicherer wäre.

Andere Antiepileptika wie z. B. Phenytoin (Diphenylhydantoin) oder Valproinsäure können im Alkoholentzug als Monotherapie dagegen nicht emp-fohlen werden. Auch über die Wirksamkeit von γ-Hydroxybuttersäure liegen trotz einiger positiver Berichte (Gallimberti et al. 1989) noch keine ausreichenden Informationen vor.

Im Einzelfall können auch β-Blocker zur Therapie von Tremor und Tachykardie eingesetzt werden. Bei schweren Entzugssyndromen oder Delirien sind β-Blocker dagegen wenig hilfreich. Eine größere Bedeutung hat dagegen der α-Rezeptoragonist Clonidin. In mehreren offenen und placebokontrollierten Untersuchungen konnte ein positiver Effekt von Clonidin auf verschiedene Symptome wie Hypertonie und Tachykardie bis zu einem gewissen Grade aber auch auf Tremor, Unruhe, Angst und erhöhte Muskelspannung nachgewiesen werden. Vor allem bei kardiovaskulären Risikopatienten und in der Intensivmedizin wird Clonidin gerne eingesetzt (Naber et al. 1991, Wrobel et al. 1991). Clonidin scheint insbesondere in der postoperativen Alkoholentzugsbehandlung nicht nur die Analgesie und evtl. Sedierung zu unterstützen, sondern auch günstige metabolische Effekte (verbesserte kumulierte Stickstoffbilanz durch eine verstärkte Wachstumshormonfreisetzung) zu besitzen (Mertes et al. 1996).

Als Monotherapie im Alkoholdelir oder bei schweren Entzugssyndromen ist Clonidin aufgrund der fehlenden antipsychotischen und antikonvulsiven Potenz nicht ausreichend. Clonidin kann sowohl oral als auch parenteral verabreicht werden, wobei Dosen von 4 bis 6 mal 0,1 mg/die empfohlen werden. Dittmar (1994) schlägt bei der Delirbehandlung einen initialen Bolus von 1 bis 4 Ampullen (0,15 bis 0,6 mg) i. v. und dann eine Dauerinfusion mit 0,03 bis 0,15 mg/h bis maximal 0,3 mg/h vor. Wichtige Nebenwirkungen sind

Bradykardie, Hypotonie, Herzrhythmusstörungen, Obstipation und Mundtrockenheit.

Wenig gesichert ist die Wirksamkeit von Calciumantagonisten (Banger et al. 1992), Phytotherapeutika (Kryspin-Exner 1974) und Piracetam. Antidepressiva können in Einzelfällen bei leichten Entzugssyndromen mit Stimmungsschwankungen und Schlafstörungen gegeben werden, vorzugsweise Trizyklika mit sedierender Wirkung wie z. B. Doxepin (Aponal®). Das anticholinerge Wirkprofil erhöht aber das Risiko für Delirien und Krampfanfälle. Bei leichten Entzugssyndromen kann eine Therapie mit Doxepin bis 300 mg/die versucht werden (Benkert und Hippius 1996).

5.2 Protrahiertes Alkoholentzugssyndrom

Bei abstinenten Alkoholikern können über Monate bis zu mehreren Jahren unspezifische Symptome wie Angst, Dysphorie, Appetitmangel, Schlafstörungen und Schweißausbrüche persistieren, die unter dem Begriff protrahiertes Entzugssyndrom subsummiert wurden (Scholz 1980, Satel et al. 1993). Die Zuordnung dieser unspezifischen Störungen ist schwierig. Sie können auf Persönlichkeitsvariablen, Umwelteinflüsse oder hirnorganische Störungen zurückgeführt werden. Letzteres wird heute von einer Reihe von Wissenschaftlern für wahrscheinlich gehalten. Solche längerfristigen Veränderungen konnten sowohl in Tier- als auch in Humanversuchen gezeigt werden (Begleiter und Porjesz 1979). Auch auf neurophysiologischer Ebene wurden lang anhaltende Veränderungen beschrieben. Theoretische

Grundlage für ein protrahiertes Entzugssyndrom könnten alkoholbedingte oder auch gegenregulatorische Veränderungen auf neuronaler bzw. zellulärer oder neurochemischer Ebene sein. Es gibt immer wieder Überlegungen, das protrahierte Alkoholentzugssyndrom als diagnostische Entität auch in psychiatrischen Klassifikationssystemen zu etablieren (Satel et al. 1993).

Über die Therapie des protrahierten Entzugssyndroms ist wenig bekannt. Sollte eine medikamentöse Sedierung oder Anxiolyse notwendig sein, bietet sich zunächst eine Behandlung mit pflanzlichen Sedativa bzw. Antidepressiva wie z. B. Johanniskrautpräparaten (z. B. Hypericum®) an. Erst in zweiter Linie ist an klassische Antidepressiva wie z. B. Doxepin zu denken. Im übrigen ist eine Aufklärung und Beratung des Patienten über die Natur seiner Beschwerden notwendig.

5.3 Alkoholintoxikation

Die wichtigsten Symptome der Alkoholintoxikation sind in Tabelle 5.3 dargestellt. Die Letalität bei Blutalkoholkonzentrationen (BAK) über 5 Promille beträgt etwa 50%, auch wenn schon eine BAK von 7 Promille überlebt wurde (Sellers und Kalant 1976). Ein besonderes Problem stellen die häufigen Polyintoxikationen mit anderen Medikamenten, insbesondere Psychopharmaka, dar. Eine Beschleunigung der Alkoholelimination oder eine Antagonisierung alkoholbedingter Effekte im ZNS ist pharmakologisch bislang nicht möglich. Verschiedentlich wurde dafür der Einsatz von Fructose propagiert: Die intravenöse Zufuhr von Fructose soll zu einer leichten Beschleunigung des Alkoholstoffwechsels führen. Hohe Dosen von

Tab. 5.3: **Symptomatik und Differentialdiagnosen der Alkoholintoxikation.**

Symptome
gerötete Facies Foetor alcoholicus Verwaschene Sprache Ataxie, Gangunsicherheit, andere neurologische Symptome verminderter oder gesteigerter Antrieb, z. T. Erregung Enthemmung, Kritikverminderung bei schweren Intoxikationen: Bewußtseinsstörungen, Koma

Differentialdiagnosen
Polyintoxikationen Hypoglykämie schwere Leberfunktionsstörungen andere Stoffwechselstörungen Störungen des Wasser/Elektrolythaushaltes Schädelhirntrauma Intra/Extrazerebrale Blutungen Insult Herzkreislauferkrankungen Epilepsie Psychose

Fructose bedingen eine Ansäuerung des Harns, Laktatazidose und osmotische Diurese. Bei oraler Gabe von Fructose können gastrointestinale Beschwerden auftreten. Insgesamt hat die Behandlung mit Fructose keine Bedeutung erlangt.

Andere pharmakologische Alternativen bestehen kaum: Am ehesten dürfte der Opiatrezeptorantagonist Naloxon in Frage kommen. In einigen Untersuchungen führte Naloxon in Dosen von 0,4 mg bis zu mehreren Milligramm bei schwer intoxikierten, komatösen Patienten zu Arousal-Reaktionen. Die Wirkung von Naloxon bei komatösen Patienten wurde z. T. auf Veränderungen der Blutzirkulation zurückgeführt. Die Wirksamkeit von Naloxon bei schweren Alkoholintoxikationen ist nicht ausreichend belegt, die Mortalität ist beim Einsatz von Naloxon offensichtlich nicht geringer. Nur theoretische Bedeutung hat auch das am GABA-Benzodiazepinrezeptorkomplex angreifende Imidazobenzodiazepin Ro 15-4513, ein partiell inverser Benzodiazepinagonist, erlangt. Ro 15-4513 hat eine antagonistische Wirkung auf die alkoholbedingten Veränderungen am Chloridkanal. Die Letalität bei schweren Alkoholintoxikationen wird durch Ro 15-4513 nicht vermindert (Nutt et al. 1988). Die anxiogene und prokonvulsive Potenz von Ro 15-4513 steht einer klinischen Anwendung der Substanz ohnehin entgegen. Immerhin erscheint die Prüfung anderer partiell inverser Benzodiazepinagonisten denkbar.

Die zahlreichen anderen Substanzen, die bei Alkoholintoxikationen eingesetzt

wurden (Koffein, Amphetamine, Ephe-
drin, Aminophyllin, Thyroxin, etc). sind
als obsolet, da wirkungslos, anzusehen.
Koffein und Psychostimulantien haben
u. a. das Risiko kardialer Arrhythmien.
Fraglich hat der Prostaglandinsynthese-
inhibitor Ibuprofen eine gewisse Wirkung (Minocha et al. 1986).

6 Hirnorganische Störungen

6.1 Wernicke-Korsakow-Syndrom

Klinik

Wernicke-Enzephalopathie und Korsakow-Psychose werden heute als eine Krankheitsentität aufgefaßt. Im DSM-IV bzw. ICD-10 wird das Korsakow-Syndrom als „persistierende alkoholbedingte amnestische Störung" geführt (DSM-IV-Nr. 291.2, ICD-10-Nr. F.10.6). Symptome wie Desorientiertheit und Konfabulationen werden lediglich als „Nebenmerkmale" genannt. Generell sind aktive von inaktiven Formen zu unterscheiden. Die Prävalenz des Wernicke-Korsakow-Syndroms bei Alkoholikern wird mit 3 bis 5%, teilweise bis 12,5% angegeben. Autoptische Studien lassen aber eine niedrigere Prävalenzrate von 0,8 bis 4,7% erkennen, wobei die Diagnose klinisch nur in rund 20% der Fälle gestellt wurde. Ähnliche Prävalenzraten wurden von Pfeiffer (1985), Harper (1979) und Victor und Laureno (1978) berichtet. Viele Patienten sterben rasch, z. B. aufgrund von Hämorrhagien im Hirnstammbereich. Männer sind insgesamt deutlich häufiger betroffen als Frauen, wobei bei jüngeren Patienten aber Frauen dominieren.

Als Prodromi treten häufig gastrointestinale Symptome und Fieber auf. Klinisch ist für die akuten Fälle die Symptomtrias Ophthalmoplegie-Ataxie-Bewußtseinsstörung charakteristisch. Bei den inaktiven Formen dominieren dementielle Veränderungen oder ein Korsakow-Syndrom. Augenmuskelstörungen sind sehr typisch, wobei sich fast ausschließlich bilaterale Abduzensparesen, konjugierte Blicklähmungen oder eine internukleäre Ophthalmoplegie finden. Auch Pupillenstörungen, Blickrichtungsnystagmen sowie Störungen der vestibulären Funktionen kommen vor. Die Ataxie ist wie bei der alkoholischen Kleinhirnatrophie meist rumpf- und beinbetont. Zeichen einer vegetativen Dysregulation mit Hypothermie und Hypotension, Tachykardie und Schweißausbrüchen und eine sensomotorische Polyneuropathie können hinzutreten.

Neben deliranten Symptomen im engeren Sinn stehen Bewußtseinsstörungen bis hin zum Koma, Desorientierung und Apathie im Vordergrund. Bei abklingenden Korsakow-Syndromen sind Durchgangssyndrome mit amnestischen Lücken und Konfabulationen häufig. Beim eigentlichen Korsakow-Syndrom steht der Verlust des Altgedächtnisses, schwere Merkfähigkeitsstörungen, eine verminderte Auffassungsgabe und Beeinträchtigung des Perzeptionsvermögens, Konzentrations- und Antriebsstörungen im Vordergrund. Die typischen Konfabulationen sind nicht obligat. Weitere Symptome sind Sprach- und Artikulationsstörungen sowie epileptische Anfälle.

Morphologisch findet sich beim Wernicke-Korsakow-Syndrom häufig schon makroskopisch eine Schrumpfung und bräunliche Verfärbung der Corpora mamillaria oder der subependymalen Bereiche um den dritten Ventrikel herum (Peiffer 1985), später auch eine Ausweitung des dritten Ventrikels. Besonders betroffen sind regelmäßig die Corpora mamillaria, der Thalamus, die Gegend des Aquädukts, der Boden des 4. Ventrikels sowie der Vorderlappen des Kleinhirns und die basalen Anteile des Vorderhirns. Läsionen der mediodorsalen Nuclei im Thalamus sollen hauptsächlich für die Gedächtnisstörungen verantwortlich sein (Victor 1992). Mikroskopisch zeigen sich eine spongiöse Gewebsauflockerung und Proliferationstendenzen im Bereich von Glia, Kapillaren und Venolen, während Nervenzellschädigungen seltener sind. Auch leichte Erythrodiapedesen aus pathologischen Gefäßen lassen sich bei akuten Wernicke-Enzephalopathien finden, in chronischen Fällen auch als Residuen Siderophagen besonders im Diencephalon (Peiffer 1989).

Im EEG finden sich unspezifische leichte bis mittelgradige Verlangsamungen, häufig aber auch Normalbefunde (Victor 1992). Im NMR lassen sich die hämorrhagischen Läsionen im Diencephalon und Hirnstamm nachweisen. Im übrigen tragen CCT und NMR wenig zur Diagnose bei, und die Diskrepanz zwischen neuroradiologisch faßbaren Ausfällen und dem klinischen Befund ist oft überraschend. Die bildgebenden Verfahren können aber für die Dokumentation des Verlaufs (Pro- oder Regression der Ausfälle) von Bedeutung sein.

Differentialdiagnostisch ist an andere bilaterale Störungen diencephaler und mediotemporaler Strukturen zu denken, z. B. an Schädelhirntraumen, Tumoren, Hypoxien und Vergiftungen, Infarkte und Infektionen, insbesondere die Herpes-Simplex-Infektion. Hypovitaminosen und Vitamin-B-Mangel können bei einer Vielzahl von Erkrankungen, z. B. bei Fehlernährung, Hämodialyse, Urämie, Tuberkulose oder Karzinomen vorliegen.

Die Prognose ist in den meisten Fällen schlecht. Die Mortalität wurde bei den akuten Formen von Victor (1992) mit 20% und bei chronischen Formen mit 17% angegeben.

Pathophysiologisch ist als Ursache der Wernicke-Enzephalopathie ein Thiaminmangel obligat. Außerdem spielen genetisch bedingte Unterschiede im Thiaminstoffwechsel, insbesondere eine unterschiedliche Aktivität des Enzyms Transketolase, eine große Rolle, daneben auch die neurotoxische Wirkung von Alkohol, Leberfunktionsstörungen und andere sekundäre Stoffwechselveränderungen. Der Thiaminstoffwechsel wird durch zahlreiche Faktoren wie gestörte Leberfunktion, veränderte Proteinbindung, thiaminarme Kost, die intrazelluläre Magnesiumkonzentration und direkt durch Alkohol beeinflußt. Auf molekularbiologischer Basis deuten einige Befunde auf eine besondere Bedeutung des NDMA-Rezeptors für die Entwicklung von Hirnläsionen bei Thiamindefizit hin, und NMDA-Rezeptor-Antagonisten könnten von therapeutischem Nutzen sein. Im Tierversuch konnten durch die Gabe von Glutamatantagonisten die neurologische Symptomatik, ferner Umfang wie Schweregrad durch Thiamindefizit induzierter Läsionen vermindert werden (Langlais und Mair 1990). Auch andere Neurotransmitterveränderungen, insbesondere eine Dysfunktion im Serotoninsystem und ein Noradrenalindefizit werden bei Korsakow-Psychosen diskutiert (McEntee und Mair 1980).

Lishman (1990) stellte eine interessante Hypothese zur Entwicklung des Wernicke-Korsakow-Syndroms auf. Nach dieser Hypothese würde die Neurotoxizität des Alkohols vorwiegend zu Schädigungen des zerebralen Cortex, ein Thiaminmangel vorwiegend zu Schädigungen der basalen Hirnregionen führen. Die erhöhte Vulnerabilität eines Patienten nur für die neurotoxische Wirkung des Alkohols würde demnach vorwiegend zu zerebralen Atrophien und kognitiven Beeinträchtigungen führen, die unter Abstinenz rückbildungsfähig sein könnten. Die vermehrte Vulnerabilität eines Patienten nur für einen Thiaminmangel würde dagegen zu leichten und vorübergehenden Wernicke-Korsakow-Syndromen führen. Nur die seltene Kombination beider Vulnerabilitäten würde zu chronischen Korsakow-Syndromen prädisponieren.

Therapie

In der Therapie der Wernicke-Enzephalopathie ist die rasche Gabe von Thiamin entscheidend. Üblicherweise werden 300 bis 400 mg/die parenteral gegeben. Toxische Wirkungen sind erst beim Vielfachen dieser Dosen zu befürchten. Eine längerfristige Thiaminsubstitution ist sinnvoll. Die Okulomotorikstörungen sprechen meist dramatisch schnell, innerhalb weniger Stunden, auf die Gabe von Thiamin an. Ein vertikaler Nystagmus kann dagegen bis zu einem Monat nach Behandlungsbeginn persistieren (Victor 1992).

Nebenwirkungen der Thiaminbehandlung sind selten. Ganz gelegentlich kann es bei einer parenteralen Thiaminbehandlung zu anaphylaktischen Reaktionen kommen.

Besondere Vorsicht ist bei Glucoseinfusionen bei Alkoholikern in schlechtem Allgemeinzustand notwendig: Diese können durch einen erhöhten Bedarf an Vitamin B_1 zum Auftreten eines Wernicke-Korsakow-Syndroms führen, so daß der Glucoseinfusion hier prophylaktisch Vitamin-B_1-Präparate zuzusetzen sind.

Die Therapie des Korsakow-Syndroms ist schwierig. Alle medikamentösen Therapieansätze haben bislang noch experimentellen Charakter. Die Gabe von Clonidin (2mal 0,3 g/die) soll in Einzelfällen zu einer Verbesserung der Gedächtnisfunktionen bei Korsakow-Patienten geführt haben (McEntee und Mair 1980). Diese Befunde sind aber umstritten. Gleiches gilt für Therapieversuche mit L-threo-3,4-dihydroxyphenylserin (Langlais et al. 1988). Amphetamine und Methysergid sind wirkungslos. Befunde zur Effektivität von NMDA-Rezeptorantagonisten, die die schlechte Prognose bei Patienten mit Wernicke-Enzephalopathie verbessern könnten (Charness et al. 1989), liegen bislang nicht vor. Am relativ besten belegt ist die Besserung kognitiver Defizite unter einer Therapie mit Fluvoxamin (Martin et al. 1989). In einer neueren Untersuchung an 9 Patienten mit Korsakow-Syndrom konnte durch Fluvoxamin in Dosen von etwa 200 mg/die eine Verbesserung der Gedächtnisleistungen, unabängig von Veränderungen der Depressivität, erreicht werden (Martin et al. 1995). Hier sind allerdings noch weitere Untersuchungen notwendig, bevor der mögliche Nutzen von Fluvoxamin bei Korsakow-Syndromen sicher beurteilt werden kann.

Da anders als z. B. beim Morbus Alzheimer eine weitere Progredienz der neuropsychologischen und kognitiven Ausfälle nicht zu erwarten sind, dürfte ein konsequentes neuropsychologisches Training und die Vermittlung von Gedächtnishilfen die effektivste Therapie des Korsakow-Syndroms darstellen.

6.2 Alkoholdemenz

Die Alkoholdemenz stellt ein schwierig einzuordnendes Krankheitsbild dar. Leitsymptome sind ein intellektueller Abbau mit kritiklosem, urteilsarmem Denken sowie Persönlichkeitsveränderungen mit emotionaler und affektiver Abstumpfung, Affektlabilität, z. T. depressiven, z. T. euphorischen Verstimmungen.

Differentialdiagnostisch sind neben dem Wernicke-Korsakow-Syndrom die hepatische Enzephalopathie, posttraumatische und anoxische Hirnschädigungen, ein Hydrozephalus, ischämische Infarzierungen, das Marchiafava-Bignami-Syndrom, Enzephalitiden (HIV etc.), Morbus Alzheimer und andere Demenzformen abzugrenzen. CCT oder NMR, Liquoruntersuchungen, Lues- und HIV-Serologie, EEG und klinisch-chemische Parameter (Leber- und Nierenwerte, rotes und weißes Blutbild) können zur Differentialdiagnose beitragen.

Die Alkoholdemenz stellt im wesentlichen eine Ausschlußdiagnose dar. Sie kann dann gestellt werden, wenn eine Demenz nach längerem, schwerem Alkoholkonsum mindestens drei Wochen nach Beendigung des Alkoholkonsums weiterbesteht.

Spezielle Therapieempfehlungen sind nicht möglich. Im Einzelfall kann ein konsequentes Gedächtnistraining nützen. Die Gabe von B-Vitaminen wird empfohlen. Piracetam (Nootrop®) trägt nicht zur Besserung kognitiver Defizite bei Alkoholikern bei (Fleischhacker et al. 1986). Entscheidend ist die weitere Alkoholabstinenz.

6.3 Hepatische Enzephalopathie

Hierunter fallen akute Krankheitsbilder wie das hepatische Koma und die eigentliche hepatische Enzephalopathie. Sie ist gekennzeichnet durch distinkte hirnorganische und neurologische Ausfälle.

Der Zusammenhang zwischen Leberfunktion und psychoorganischen Ausfällen ist insgesamt eher locker. Eine Reihe von psychometrischen Untersuchungen hat keine klaren Korrelationen zeigen können. Auch die Bedeutung der Leberzirrhose für die Entwicklung kognitiver Störungen bei Alkoholikern ist umstritten (Collins und Lloyd 1992).

Klinisch kann man zwei nicht immer scharf voneinander zu trennende Formen der hepatischen Enzephalopathie unterscheiden, die akute hepatische Enzephalopathie und die chronische hepatische Enzephalopathie.

6.3.1 Akute hepatische Enzephalopathie (Hepatisches Koma)

Diese Störung ist gekennzeichnet durch relativ akut einsetzende Bewußtseinsstörungen und psychomotorische Unruhe, gefolgt von Benommenheit, Stupor bis hin zum Koma. Als sehr charakteristisch gilt der „flapping tremor" der ausgestreckten Hände. Unwillkürliche Muskelkontraktionen, Primitivreflexe, Hyperreflexie, Pyramidenbahnzeichen, fokale oder generalisierte Krampfanfälle und andere neurologische Herdsymptome können hinzutreten. Das früh abnorme EEG zeigt bilateral synchrone langsame Deltawellen, wobei die zunächst noch erkennbaren Alphawellen bei zunehmender Tiefe der Bewußtseinsstörung vollständig verschwinden. Manche Patienten zeigen hochamplitudige asynchrone langsame Wellen (Victor 1992).

6.3.2 Chronische hepatische Enzephalopathie

Zum Teil als Folge eines hepatischen Komas, oft auch schleichend, können bei alkoholkranken Patienten sehr verschiedenartige neurologische und psychoorganische Auffälligkeiten auftreten bzw. persistieren. Zu den neurologischen Symptomen gehören Tremor, Asterixis (grobschlägiger Tremor), Ataxie, Dysarthrien, choreoathetotische Bewegungen, vor allem in der Gesichtsmuskulatur, Primitivreflexe und andere Störungen. Psychopathologisch fallen diese Patienten durch ein pseudoneurasthenisches oder dementielles Syndrom unterschiedlichen Schweregrades mit verschiedenen neuropsychologischen Defiziten und Beeinträchtigungen von Antrieb, Konzentration und Merkfähigkeit auf. Die Störungen sind prinzipiell reversibel.

Pathogenetisch scheinen bei der chronischen hepatischen Enzephalopathie eine Reihe von Faktoren von Bedeutung zu sein: Postkontusionelle Hirnschädigungen, intrazerebrale Blutungen, Infarkte und andere Vaskulopathien, rezidivierende Hypoglykämien, andere Stoffwechselveränderungen, aber auch die direkte neurotoxische Wirkung von Alkohol und seiner Metaboliten. Die Rolle anderer Neurotoxine wie Ammoniak, Merkaptane, kurze Fettsäuren und Phenole ist noch nicht völlig klar. Außerdem werden Störungen der Blut-Hirn-Schranke mit erhöhter Permeabilität für Toxine und Neurotransmitterveränderungen (Bildung „falscher" Neurotransmitter) und ein erhöhter GABA-erger Tonus (Übersicht bei Egberts 1993) angeschuldigt.

Differentialdiagnostisch ist in erster Linie an nicht alkoholtoxische Hepatopathien (akute Virushepatitiden, Morbus Wilson, Hämochromatose, Leberdystrophien, andere Noxen) zu denken.

Für die Diagnose sind die klinischchemischen Parameter und die Neurophysiologie wichtiger als die bildgebenden Verfahren. Im Elektroenzephalogramm sieht man bei chronischer hepatischer Enzephalopathie, abhängig vom Schweregrad, Allgemeinveränderungen bis hin zum Auftreten hochamplitudiger bi- und triphasischer (δ)-Wellen. Laborchemisch sind Transaminasenerhöhungen und die Aktivität der Cholinesterase als Maß der Synthesekapazität der Leber- sowie der Ammoniakwert und Gerinnungsfaktoren wegweisend.

Therapie

Diätetische Maßnahmen (Eiweißrestriktion) dienen der Reduktion des Ammoniakspiegels. Außerdem werden Antibiotika (Neomycin®) sowie Lactulose eingesetzt. Wichtig ist die Entleerung des Darms, evtl. auch chirurgische Maßnahmen zur Entlastung des Colons.

Die Behandlung mit verzweigtkettigen Aminosäuren (Leucin, Isoleucin, Valin) wird trotz positiver Befunde nicht generell empfohlen. Noch nicht ausreichend überprüft ist die Behandlung mit dem Benzodiazepinantagonisten Flumazenil (Anexate®) (Plauth und Egberts 1993).

Einige neuere Befunde deuten darauf hin, daß bei Patienten mit hepatischer Enzephalopathie ein Zinkmangel vorzuliegen scheint. Eine längerfristige

Behandlung mit Zinkaspartat (Unizink 50, 3mal 1/Tag) führte zu einer Verminderung der Plasmaammoniakkonzentration und einem Anstieg der Serumzinkspiegel (Grüngreiff 1996). Zumindest bei manifestem Zinkmangel sollte daher eine Zinksubstitution erwogen werden.

7 Alkoholpsychosen

7.1 Die Alkohol- halluzinose

Klinik

Die Alkoholhalluzinose, in DSM-IV (Nr. 291.3) und ICD-10 (Nr. F.10.52) sprachlich wenig überzeugend zur alkoholinduzierten psychotischen Störung mutiert, ist eine relativ seltene Störung. Psychopathologisch stehen neben meist lebhaften akustischen Halluzinationen in Form von Stimmenhören, paranoide Denkinhalte, insbesondere Verfolgungsideen und Angst, im Vordergrund. Auch optische Halluzinationen kommen bei Alkoholhalluzinose vor. Vegetative Symptome fehlen überwiegend, ebenso Bewußtseins- und Orientierungsstörungen. Die klinische Symptomatik ähnelt der paranoiden Schizophrenie und die Differentialdiagnose kann schwierig sein (s. Tab. 7.1).

Im Vergleich mit anderen Alkoholikern weisen Patienten mit Alkoholhalluzinose einen frühen Beginn des Alkoholmißbrauchs, eine höhere Trinkmenge und vermehrt Drogenkonsum auf (Tsuang et al. 1994). Pathogenetisch wurden auf neurochemischer Ebene vor allem Störungen des dopaminergen Systems postuliert, wobei im Alkoholentzug eine erhöhte Dopaminausschüttung bei gleichzeitig erhöhter Empfindlichkeit der Dopaminrezeptoren gefunden wurde. Außerdem wurden Veränderungen der Membranstruktur (essentielle Fettsäuren) bei Zellen im ZNS, eine erhöhte Konzentration von Norharman im Blutplasma (Rommelspacher et al. 1991), alkoholtoxische Schädigungen der peripheren und zentralen Hörbahn und genetische Faktoren für das Auftreten von Halluzinationen bei Alkoholikern verantwortlich gemacht (Übersicht bei Soyka 1995). Eine familiäre Belastung mit schizophrenen Psychosen konnte nicht gezeigt werden.

Therapie

Die Therapie der Alkoholhalluzinose erfolgt mit Neuroleptika, wobei hochpotente Neuroleptika vom Typ des Haloperidol mit geringen anticholinergen Nebenwirkungen zu bevorzugen sind, da hier seltener orthostatische Hypotension und Tachykardien auftreten. Ohnehin zwingt die meist ausgeprägte psychotische Symptomatik mit oft starker Suizidalität zu einer neuroleptischen Therapie. Meist sind Dosen von 5 bis 10 mg Haloperidol/die ausreichend. Nur bei ganz rasch und spontan remittierenden Halluzinosen kann auf eine neuroleptische Behandlung verzichtet werden. Epileptische Anfälle sind bei Patienten mit Alkoholhalluzinose auch unter Neuroleptikatherapie kaum zu erwarten (Soyka et al. 1992).

Bei Abstinenz ist die Prognose der akuten Alkoholhalluzinose gut und eine neuroleptische Dauertherapie nicht indiziert. Immer wieder werden Patienten mit Alkoholhalluzinose fälschlich als schizophren diagnostiziert und ohne gesicherte Indikation dauerhaft mit Neuroleptika behandelt.

Bei erneutem Alkoholrückfall ist das Risiko für die Exazerbation einer Alkoholhalluzinose allerdings hoch. Die Prognose der seltenen chronischen Alkoholhalluzinosen ist sehr schlecht und Neuroleptika zwar prinzipiell indiziert, aber oft ohne durchschlagenden Effekt. In Ausnahmefällen wurde bei chronischen Halluzinosen auch zur Durchführung einer Elektrokrampftherapie geraten.

7.2 Der alkoholische Eifersuchtswahn

Klinik

Der alkoholische Eifersuchtswahn ist eine eher seltene Störung. Wegen der häufig daraus resultierenden Konflikte und ehelichen Auseinandersetzungen, bis hin zu Gewalttaten, kommt ihm aber eine große klinische und auch forensische Relevanz zu.

Die Diagnose ist oft schwierig zu stellen, zumal der Übergang von nicht-psychotischen Eifersuchtsideen, die bei Alkoholabhängigen häufig sind, zu einem echten Eifersuchtswahn fließend ist. Klinisch steht die wahnhafte Überzeugung, betrogen zu werden, im Vordergrund. Andere Wahnsymptome wie z. B. Verfolgungs- und Beziehungsideen können hinzutreten, sind aber eher selten. Halluzinationen gehören nicht zum typischen Bild des Eifersuchtswahns. Der – fast ausschließlich – männliche Patient ist unkorrigierbar von der Untreue seiner

Tab. 7.1: Differentialdiagnostische Kriterien zur Abgrenzung der Alkoholhalluzinose von paranoiden Schizophrenien (nach Soyka 1995).

Kriterium	Alkoholhalluzinose	Schizophrenie
Beginn	akut	oft schleichend
Alter bei Erstmanifestation	ca. 40–50 Jahre	meist vor dem 30. Lebensjahr, selten nach dem 40. Lebensjahr
Prognose	meist gut (80–90%)	öfter chronische Verläufe
Alkoholanamnese	langjährig positiv	kann positiv sein
Familiäre Belastung mit Schizophrenien	nicht erhöht	deutlich erhöht
Familiäre Belastung mit Alkoholismus	deutlich erhöht	nicht erhöht
Psychopathologie		
Stimmenhören	obligat	häufig
Optische Halluzinationen	manchmal	selten
Denkstörungen	sehr selten	Denkzerfahrenheit
Affektstörungen	ängstlich depressiv, keine Parathymie	Parathymie
Ich-Störungen	sehr selten	sehr häufig
Neurologische Störungen	möglich z. B. Tremor, Polyneuropathie	sehr selten

Partnerin/seines Partners überzeugt und führt zahllose „Beweise" für die vermutete Untreue ins Feld.

Der eigentliche alkoholische Eifersuchtswahn entwickelt sich schleichend, mitunter kann er aber auch akut im Rahmen eines Delirium tremens oder einer Alkoholhalluzinose auftreten und dann persistieren, im letzteren Fall häufig verknüpft mit Sinnestäuschungen und anderen Wahngedanken.

Ob der Eifersuchtswahn der Trinker eine berechtigte nosologische Einheit darstellt, ist umstritten. Moderne psychiatrische Klassifikationssysteme wie ICD-10 oder DSM-IV kennen die Diagnose nicht mehr. Hier muß man den alkoholischen Eifersuchtswahn unter den Ziffern F.10.51 bzw. 291.5 verschlüsseln.

Pathogenetisch wurde früher häufig das Auftreten von Potenzstörungen als ätiologisch bedeutsam angesehen. Diese Auffassung ist aber z. T. wieder verlassen worden, da Potenzstörungen beim alkoholinduzierten Eifersuchtswahn keineswegs obligat sind. Offensichtlich spielen hereditäre Faktoren eine gewisse Rolle (Enoch und Trethowan, 1979), insbesondere aber psychodynamische Aspekte. Die Primärpersönlichkeit von Patienten mit Eifersuchtswahn wurde als narzißtisch und egozentrisch strukturiert beschrieben. Angst, Unsicherheit und eine starke Sensitivität sind andere wichtige prädisponierende Faktoren. Vor allem die Projektion eigener Ängste

und Phantasien auf den Partner, aber auch Minderwertigkeitsgefühle, verbunden mit Verlustängsten, Schuldgefühle wegen eigener Verfehlungen und fraglich auch unbewußte homosexuelle Neigungen sind weitere wesentliche Faktoren.

Therapie

Die Therapie des alkoholischen Eifersuchtswahns ist schwierig und die Prognose häufig schlecht. Bei Abstinenz klingt der Wahn manchmal ab, dies ist aber eher die Ausnahme.

Einer wirksamen Behandlung stehen neben den diagnostischen Problemen vor allem fehlende Krankheitseinsicht und Behandlungsbereitschaft des Patienten im Weg. Auf eine neuroleptische Behandlung, die unbedingt versucht werden muß, spricht der alkoholische Eifersuchtswahn oft nicht ausreichend an. Immerhin fand Mooney (1965) bei der Analyse von 65 eigenen und aus der Literatur entnommenen Fällen z. T. befriedigende Ergebnisse bei einer Behandlung mit Neuroleptika (s. Tab. 7.2), wobei sich vor allem Pimozid (Orap®) in einigen Fällen von Eifersuchtswahn als wirksam erwiesen hat (Übersicht bei Soyka 1995).

Für die Psychotherapie des „Othello-Syndroms" wurden zahlreiche verschiedene Psychotherapieverfahren vorgeschlagen, insbesondere psychoanalytisch und tiefenpsychologisch ausgerich-

Tab. 7.2: Effizienz von Neuroleptika bei Eifersuchtswahn (nach Mooney 1965).

	Gebessert	Gleich/schlechter	Insgesamt
	N [%]	N [%]	N [%]
4 andere Autoren	28 (49)	29 (51)	57 (100)
eigene Daten	8 (100)	0	8 (100)
Insgesamt	36 (55)	29 (45)	65 (100)

tete, verhaltenstherapeutische bzw. kognitiv ausgerichtete Therapien und Gesprächspsychotherapien. Wichtige Ziele bei der Psychotherapie Eifersuchtskranker sind die Bearbeitung frühkindlicher Erlebnisse und Konflikte, Bewußtmachen kritischer Persönlichkeitsanteile und konflikthafter Verhaltensmuster und vor allem ein besseres Selbstwertgefühl (keine Angst vor dem Vergleich). Nach Möglichkeit sollte dabei auch der betroffene Partner in das therapeutische Konzept mit eingebunden werden.

7.3 Das Alkoholdelir

Klinik

Das Alkoholdelir wird heute überwiegend als Teil und Extremform des Alkoholentzugssyndroms angesehen (Schuckit 1995). Man kann das zahlenmäßig dominierende Entzugsdelir (DSM-IV-Nr. 291.0, ICD-10-Nr. F.10.4) vom selteneren Kontinuitäts- bzw. Intoxikationsdelir (DSM-IV-Nr. 291.0, ICD-10 aber Nr. F.10.3) und vom Okkasionsdelir unterscheiden. Letztere entwickeln sich bei fortgesetztem Alkoholkonsum bzw. beim Hinzutreten körperlicher Erkrankungen.

Das Delir stellt eine unspezifische Reaktionsform des Gehirns auf verschiedene somatische oder zerebrale Erkrankungen dar. Nach dem Konzept von DSM-IV und ICD-10 werden unter diesem Begriff alle akuten psychischen Störungen zusammengefaßt, die eine organische Ursache haben und mit einer Bewußtseinstrübung und kognitiven Störungen einhergehen (Übersicht bei Wetterling 1994). Delire können als Folge zahlreicher Noxen und der Einnahme/des Entzugs verschiedener Substanzen auftreten (s. Tab. 7.3).

Ein Alkoholdelir tritt erfahrungsgemäß am ehesten bei Schnapstrinkern auf, aber auch Bier- oder Weintrinker sind betroffen. Das Vollbild eines Delirs setzt typischerweise 3 bis 4 Tage nach Abstinenz, manchmal auch noch später, ein. Häufig wird das Delir von epileptischen Anfällen eingeleitet, wobei in der Literatur eine Häufigkeit von 4 bis 40% angegeben wird. Die Dauer des Delirs

Tab. 7.3: Differentialdiagnose des Alkoholdelirs.

pharmakoinduzierte Delirien
drogeninduziertes Delir
Intoxikationen
Wernicke-Korsakow-Syndrom
Demenz
zerebrale Hypoxie
zerebrale Insulte und andere vaskuläre Erkrankungen (Aneurysmen etc.)
ZNS-Infektionen
metabolische Störungen
Exsikkose
Hitzschlag, Verbrennungen
Epilepsie
Kardiale Schädigungen und Infarkte
extra- und intrakranielle Tumoren/Karzinome
Subdurale/intrazerebrale Hämatome
Traumata

ist sehr unterschiedlich. Rund $^4/_5$ der Fälle klingen eher abrupt denn allmählich innerhalb von 72 Stunden ab, andererseits kann das Delir aber auch 10 Tage und in Einzelfällen noch länger dauern. Als Risikofaktoren für ein Delir gelten u. a. hypoxische Zustände, Elektrolytstörungen, Verbrennungen, operative Eingriffe und schwere metabolische Störungen. Auslösende Faktoren sind Schlafentzug und Reizüberflutung und -verarmung.

Klinisch stehen eine zunehmende Verwirrtheit mit Desorientiertheit, fluktuierende Wahnideen und illusionäre Verkennungen, lebhafte Halluzinationen, Angst und Unruhe, Reizbarkeit, Zeichen einer gesteigerten Aktivität des autonomen Nervensystems mit Tachykardie, Fieber und profusem Schwitzen im Vordergrund. Bewußtseins- und Orientierungsstörungen sind obligat, wobei die Orientierung zur Person aber fast immer erhalten bleibt. Auffallend ist ein grobschlägiger Tremor. Schlafstörungen und Störungen des Schlaf-Wach-Rhythmus liegen ebenfalls fast immer vor. Optische Halluzinationen überwiegen, recht häufig kommen akustische Halluzinationen, seltener olfaktorische und taktile Halluzinationen hinzu. Die optischen Halluzinationen beim Delirium tremens sind sehr charakteristisch. Meist handelt es sich um flukturierende, rasche und massenhafte Bewegungen, oft in Form kleiner Tiere. Häufig werden Marschmusik oder andere laute Geräusche halluziniert, andere „elementare" Halluzinationen können hinzutreten. Verfolgungsgedanken ängstigen den Patienten oft stark. Auch passagere Eifersuchtsgedanken sind im Alkoholdelir nicht selten. Weiter fallen eine gesteigerte Suggestibilität, die aber keineswegs obligat ist (beliebter Test: Patient von einem leeren Blatt ablesen lassen) und

Konfabulationen auf. Fast immer liegt eine psychomotorische Unruhe mit nestelnden Bewegungen oder Jaktationen der Extremitäten oder des Kopfes vor. Die Sprache ist undeutlich und verwaschen, Neologismen, Paraphasien, Echolalie und andere Sprachstörungen können vorliegen. Die Fähigkeit, die Aufmerksamkeit gegenüber äußeren Reizen zu halten und auf neu auftretende Außenreize zu richten, ist vermindert, Denkstörungen (Weitschweifigkeit) sind praktisch obligat.

Die wichtigsten körperlichen Begleiterkrankungen und Folgestörungen des Alkoholdelirs sind:

- Schlechter Allgemeinzustand
- Epileptische Anfälle
- Kreislaufstörungen mit Hyper-, seltener Hypotension
- Gastrointestinale Symptome (Übelkeit, Diarrhoe, etc.)
- Elektrolytentgleisungen
- Pankreatitiden
- Intestinale Blutungen
- Pulmonale und kardiale Störungen: Pneumonien, Schock, Vorhofflimmern
- Myopathie und Rhabdomyolse (cave Niereninsuffizienz)
- Übergang in Wernicke-Korsakow-Syndrom

Die Mortalität des unbehandelten Delirs wird mit 9 bis 30%, die des behandelten mit 1 bis 5% bzw. 1 bis 8% angegeben (Feuerlein 1989, Schied und Mann 1989). Abgesehen von komplizierenden Begleiterkrankungen (Pankreatitis, Nierenversagen) sterben die meisten Patienten an Kreislaufversagen und Hyperthermie.

Laborchemisch finden sich bei Patienten mit Alkoholdelir die typischen Zeichen eines fortgesetzten Alkoholismus, insbesondere, meist stark ausgeprägte, Erhöhung der Transaminasen und der γ-GT, außerdem Elektrolytveränderungen, insbesondere eine Hyponatriämie und Hypokaliämie, die lebensbedrohlich sein können, ferner auch eine Hypomagnesiämie. Die Veränderungen sind meist ausgeprägter als bei nicht deliranten Patienten.

Elektrophysiologisch läßt sich bei Deliranten eine Zunahme der REM-Schlaf-Phasen nachweisen, was als kompensatorische Reaktion auf die bei akuter Alkoholisierung beobachtete weitgehende Unterdrückung der REM-Phasen und deren Ersatz durch Delta-Phasen aufgefaßt wird (sog. REM-Rebound). Die Schlafarchitektur ist verändert. Statt eines regelmäßigen Wechsels zwischen REM-Schlaf und „Slow wave sleep" dominiert eine starke REM-Aktivität (sog. „REM-Stürme"). Außerdem findet sich beim Alkoholdelir im EEG eine Verlangsamung des Grundrhythmus (vermehrt τ und δ-Wellen), die sich nur langsam normalisiert.

Die pathophysiologischen Grundlagen des Alkoholdelirs sind sehr komplex und sollen hier nur kurz angesprochen werden. Früher wurde das Alkoholdelir im wesentlichen als Störung der Leberfunktion und somit als „Leberkoma en miniature" aufgefaßt. In einigen Untersuchungen wurde bei Patienten mit Alkoholdelir eine Erhöhung toxischer Eiweißabbauprodukte wie Ammoniak, freie Phenole und Indikan in Blut und Liquor gefunden, was auf eine Störung der Blut-Liquor-Schranke hinweisen könnte, sowie eine verminderte Phospholipidsynthese in der Leber festgestellt (Übersicht bei Soyka 1995).

Das Delirium tremens wird heute im wesentlichen auf eine Übererregbarkeit zentralnervöser Strukturen zurückgeführt. Bei längerer Alkoholexposition kommt es im ZNS zu einer Adaptation mit entsprechenden kompensatorischen Veränderungen in verschiedenen Transmittersystemen (siehe unten). Der Entzug von Alkohol, aber auch das Auftreten akuter körperlicher Erkrankungen oder sogar eine Steigerung des Alkoholkonsums, würde diese Adaptation stören und so ein Delir auslösen. Außerdem wurde, ausgehend von neurophysiologischen Untersuchungen, die sog. Kindling-Hypothese formuliert (Ballenger und Post 1978). Danach würden wiederholte (z. T. subklinische) Entzüge als Kindling-Stimulus vor allem im limbischen System wirken und so die Schwelle für das Auftreten schwerer Entzugssyndrome senken.

Auf der neurochemischen Ebene findet sich im Alkoholentzug und insbesondere im Alkoholdelir eine verminderte Aktivität inhibitorischer Neurotransmitter, vor allem eine reduzierte GABA- und α2-Adrenorezeptor-Funktion und eine gesteigerte Aktivierung exzitatorischer Transmittersysteme, in erster Linie des dopaminergen und noradrenergen Systems, aber auch des Glutamatsystems (Glue und Nutt 1990). Auch eine erhöhte Ausschüttung von Cortisol und β-Endorphin mit Störung des zirkadianen Rhythmus könnte von Bedeutung sein. Zwischen den verschiedenen Neurotransmittern besteht eine komplexe Wechselwirkung. Für die im Alkoholentzug auftretenden vegetativen Symptome mit Tremor, Blutdruck- und Herzfrequenzsteigerung, Pupillenerweiterung, Hyperreflexie, Hyperhydrosis usw. wird am ehesten das (nor)adrenerge System (sog. Noradrenalinsturm), für das Auftreten von Halluzinationen, Störungen des dopaminergen Systems und für die im Delir auftretenden kognitiven und amnestischen Störungen Veränderungen im cholinergen System, verantwortlich gemacht.

Weitere wichtige Covariablen für die Entwicklung eines Delirs sind Elektrolytentgleisungen und Störungen des

Wasserhaushaltes, insbesondere Hypokaliämien und Hypomagnesiämien sowie eine vermehrte Vasopressinausschüttung. Weiter ist eine respiratorische Alkalose von Belang. Sowohl Hypomagnesiämie wie auch respiratorische Alkalose können eine Übererregbarkeit des ZNS induzieren und damit zur Entwicklung des Alkoholdelirs beitragen.

Therapie

Die „Delirfähigkeit" eines Patienten wurde früher als prognostisch eher günstiges Zeichen hinsichtlich des weiteren Krankheitsverlaufes und der Therapiechancen angesehen. Das Delir selbst ist aber ein psychiatrischer Notfall und stellt einen potentiell lebensbedrohlichen Zustand dar. Eine stationäre Aufnahme ist unbedingt indiziert. Einfache Delire können in einer internistischen oder psychiatrischen Allgemeinstation behandelt werden, kompliziertere Delire, insbesondere mit vital bedrohlichen Symptomen oder schweren internistisch-neurologischen Begleiterkrankungen, müssen dagegen auf einer entsprechend ausgerüsteten Intensivstation betreut werden. Bei einer intravenösen Clomethiazolbehandlung bestehen spezielle Risiken (siehe unten), die eine Intensivüberwachung (Monitoring) notwendig machen.

Allgemeine Grundzüge der Delirbehandlung

Grundvoraussetzung einer erfolgreichen Delirbehandlung ist eine peinlich genaue klinisch-neurologische Untersuchung des Patienten, wobei insbesondere auch auf mögliche Traumata und Frakturen sowie Hinweise für eine mögliche spezielle zerebrale Pathologie (subdurales Hämatom, zerebrale Kontu-

sionen etc.) zu achten ist. Manche Autoren fordern die routinemäßige Durchführung einer Röntgenthoraxaufnahme, eines CCT oder einer Kernspintomographie sowie einer Liquoruntersuchung (Victor 1992). Diese erscheinen aber primär nur bei ätiologisch unklaren bzw. schweren Delirien notwendig. Unter den klinisch-chemischen Parametern sind vor allem Leberparameter und Elektrolyte von Bedeutung, die beim Delirium tremens immer pathologisch verändert sind. Besondere Bedeutung kommt dem Ausschluß einer Hypoglykämie zu. Folgendes Vorgehen ist sinnvoll:

- Genaue klinisch-neurologische Untersuchung auf mögliche Traumata und Frakturen sowie spezielle zerebrale Schädigung (z. B. ein subdurales Hämatom oder zerebrale Kontusionen)
- Regelmäßige Kontrolle von Temperatur, Blutdruck und Puls
- Ggf. Röntgenthoraxaufnahme, CCT oder NMR
- Ggf. Liquoruntersuchung
- Kontrolle der wichtigsten Laborparameter: Transaminasen, Cholinesterase, Elektrolyte, Glucose
- Adäquate Unterbringung: helle Umgebung, ausreichende Ansprache, keine Reizdepravation
- Ausreichende Pneumonie- und Thromboseprophylaxe
- Gabe von Thiamin zur Prophylaxe eines Wernicke-Korsakow-Syndroms

Besonders gefährdet sind Delirpatienten durch Kreislaufstörungen bis hin zum Vasomotorenkollaps und Schock sowie eine Hyperthermie, die prognostisch als besonders ungünstiges Zeichen gilt. Wichtig sind adäquate pflegerische Maßnahmen und die angemessene räumliche Unterbringung des Deliranten. Eine Reizdepravation wirkt sich erfahrungsgemäß äußerst ungünstig auf die Symptomatik aus und sollte unbedingt vermieden werden. Günstig ist eine helle, freundliche Umgebung und viel Ansprache.

Pharmakotherapie

Entscheidend ist die ausreichende Sedation, wobei der Patient idealerweise ruhig, aber erweckbar bleibt. Eine zu starke Sedation birgt Risiken, insbesondere hinsichtlich der Respiration.

Die wichtigsten in der Behandlung des Alkoholentzugs und Alkoholdelirs eingesetzten Substanzen sind in Kapitel 5.1 dargestellt. Mittel der ersten Wahl in der Behandlung des Delirs sind die Benzodiazepine und das Clomethiazol (Distraneurin®). Beide haben eine gute antikonvulsive Potenz und sedieren ausreichend. In Fällen, in denen eine Monotherapie mit Clomethiazol oder einem Benzodiazepinderivat nicht ausreichend ist, kann eine Kombinationsbehandlung mit Haloperidol (Haldol®) in Dosen bis zu etwa 60 mg/die, in Einzelfällen auch mehr, erwogen werden. Eine Monotherapie mit Haloperidol oder Clonidin (Catapresan®), ist beim Alkoholdelir nicht ausreichend, auch wenn gerade Clonidin von Anästhesisten peri- oder postoperativ oder bei Patienten mit schweren Begleiterkrankungen bei aufgetretenen Deliren empfohlen wird. Für „normale" Alkoholdelire auf psychiatrischen oder internistischen Allgemeinstationen ist aber eine Therapie mit den genannten Substanzen vorzuziehen.

Der Entwicklung einer zentralen pontinen Myelinolyse ist durch sorgfältige Überwachung und ggf. Korrektur des Elektrolytstatus, der einer Wernicke-Enzephalopathie durch Gabe von Vitamin-B_1 vorzubeugen (3mal 100 mg/die). Die zusätzliche Gabe von Antiepileptika ist bei ausreichender Sedation des Patienten nicht notwendig. Die anderen evtl. notwendigen therapeutischen Maßnahmen richten sich nach klinischen Befunden und sind in Tabelle 7.5 zusammenfassend dargestellt.

7.4 Atypische Alkoholpsychosen

Neben dem typischen Delirium tremens und der reinen Alkoholhalluzinose treten bei Alkoholabhängigen auch andere Psychosen auf, die als Übergangsformen und Mischbilder zwischen beiden Störungen imponieren und sich diagnostisch nicht sicher zuordnen lassen. Victor (1992) spricht von atypischen delirant-halluzinatorischen Zuständen und faßt darunter eine Gruppe von Alkoholpsychosen zusammen, die einen ähnlichen zeitlichen Beginn und Verlauf wie typische Alkoholdelirien zeigen, aber selten durch epileptische Anfälle eingeleitet werden, nicht tödlich verlaufen und klinisch ein buntes Bild mit Verwirrtheit, Unruhe bis hin zur Gewalttätigkeit und z. T. lebhaften Wahnvorstellungen bieten. Wahrscheinlich stellen diese „atypischen" Delire lediglich leichtere Verlaufsformen des typischen Alkoholdelirs dar.

Therapeutisch ist in den meisten Fällen eine Behandlung mit Sedativa, evtl. in Kombination mit Haloperidol, sinnvoll.

8 Psychotherapie der Alkoholabhängigkeit

8.1 Grundlagen

Unter dem Begriff Psychotherapie im Zusammenhang mit Alkoholabhängigkeit werden alle in einem strukturierten Rahmen durchgeführten therapeutischen Interventionen zusammengefaßt. Die Behandlung Alkoholabhängiger erfolgt dabei vorwiegend, aber nicht ausschließlich, in Form von Gruppentherapien.

Suchterkrankungen gehören nicht zu den Lieblingskindern der psychotherapeutischen Forschung, und ihre Behandlung nimmt in einschlägigen Lehrbüchern der Psychotherapie und Psychosomatik oft nur wenige Seiten ein. Am ehesten finden unter den einzelnen Suchtformen noch die Anorexia nervosa und andere Eßstörungen Berücksichtigung. Dabei gehört die Frage nach den psychodynamischen Grundlagen einer Suchtentwicklung zu den spannenden und noch nicht befriedigend geklärten Fragen der psychotherapeutischen Medizin. Einen guten Überblick über verschiedene psychodynamische Konzepte zur Erklärung eines Alkoholismus gibt Schlüter-Dupont (1990).

Eine spezifische Suchtpersönlichkeit gibt es nicht. Eine Reihe von prospektiven Untersuchungen hat diesbezüglich enttäuschende Ergebnisse geliefert. Levy (1958) meinte sogar, daß die Persönlichkeit eines Alkoholikers bei der Entwicklung einer Alkoholabhängigkeit von sekundärer Bedeutung sei. Primär entscheidend sei der Zweck, dem die Alkoholaufnahme in Hinblick auf die psychischen Funktionen diene.

Trotzdem ist erkennbar, daß bei vielen Alkoholabhängigen, bei allen Unterschieden in Biographie, familiärem Hintergrund und sozialem Status, eine Reihe bestimmter Faktoren die Entwicklung einer Sucht begünstigen. Folgende psychodynamische Faktoren sind bei der Entwicklung einer Alkoholabhängigkeit beteiligt (Ermann 1995):

- Lernpsychologische Faktoren
- Soziale Situation
- Verfügbarkeit von Suchtmitteln
- Kulturelle und familiäre Normen
- Genetische Dispositionen

Speziell zur Psychodynamik des Suchtverhaltens führt Ermann (1995) aus, daß Sucht der Verminderung innerer Spannungen dient. Häufige Ursachen sind quälende Gefühle der inneren Leere, der Sinnlosigkeit und Langeweile, Erlebnisse der Einsamkeit und Verlassenheit, Hoffnungslosigkeit und Hilflosigkeit. Alkohol und andere Rauschdrogen ersetzen beim Betroffenen innere Spannung, Unlust, Gekränktheit oder Wut durch Entspannung und Euphorie.

Alkoholkonsum kann als Versuch der Problemlösung verstanden werden. Er setzt aber einen Teufelskreis in Gang, der über Gewöhnung, Mißbrauch und Abhängigkeit zur sozialen Isolierung und neuen Spannungen führt, die wieder zu neuem Suchtmittelkonsum prädisponieren. Zwar liegt dem Alkoholismus kein einheitlicher Persönlichkeitstyp zugrunde, nach Ermann (1995) gibt es aber eine Gemeinsamkeit in der Art der Verarbeitung der verschiedenen Primärkonflikte. „Sie besteht in der Neigung, den Aufgaben und Schwierigkeiten des Lebens und der zwischenmenschlichen Beziehungen passiv zu begegnen, statt sie aktiv anzugehen und sich aus der Welt enttäuschender und quälender Wahrnehmungen in eine Phantasiewelt zurückzuziehen, in der alles gelöst oder beherrschbar erscheint. Es handelt sich beim Suchtverhalten also um einen narzißtischen Rückzug als Versuch der Problembewältigung."

Dieser basiert auf einer Störung der Autonomieentwicklung. „Seelische Spannungen, Konflikte, Kränkungen und Enttäuschungen bewirken bei den Betroffenen eine Verunsicherung des labilen Selbstgefühls. Sie werden von ihnen so erlebt, als seien sie von ihrem versorgenden Objekt verlassen worden. Sie rufen unbewußt eine unstillbare Sehnsucht nach Menschen wach, die ihre Sicherheit wiederherstellen, z. B. indem sie die Spannung, die Sorge mindern. Das Suchtmittel oder das Spiel wird zum Ersatz für ein stützendes narzißtisches Selbstobjekt. Sie sind in einem psychischen Sinne gleichsam verfügbar. Das Suchtverhalten stellt damit die verlorene Sicherheit wieder her, die im Konflikterleben, durch Kränkung oder Enttäuschung verloren gegangen ist. Es ist also ein Versuch der Selbstheilung ...".

Andere wichtige Aspekte sind die bei Alkoholabhängigen häufige Ich-Schwäche, passive, „orale" Versorgungswünsche und Fixierungen oder ängstlich-depressive Grundstimmungen. Auch andere Autoren betonen die angesprochenen Störungen der Objektbeziehungen bei Alkoholabhängigen.

Lern- und verhaltenstheoretische Modelle verstehen Alkoholismus als erlerntes Fehlverhalten (z. B. in der Familie), wobei die positive Verstärkung des Suchtverhaltens, etwa durch die entspannende und anregende Wirkung des Alkohols, ebenso wie die Vermeidung unerwünschter Erlebnisse (z. B. Alkoholentzug) zur Entwicklung und Aufrechterhaltung des Alkoholismus beitragen. Sie gehen davon aus, daß sich psychische Störungen sowohl auf der physiologischen als auch der motorischen und der subjektiven Ebene äußern und die Therapie sich um eine Modifikation unerwünschten Verhaltens bemühen muß, während die Aufarbeitung auslösender Konflikte und Situationen eher zurückgestellt wird.

Legt man die Prinzipien des operanten Konditionierens zugrunde, erklärt sich ein Alkoholismus folgendermaßen: Zum einen führt Alkoholkonsum zu einer positiven Verstärkung, z. B. durch seine enthemmende Wirkung, und aus den Erwartungen und dem Verhalten der Umwelt ergeben sich positive Verstärker für den Alkoholtrinker. Zum anderen kommt es beim Alkoholkonsum zu einem Wegfall negativer Verstärker (z. B. Entzugssyndrome). Auch im sozialen Umfeld können negative Verstärker wirksam werden, die durch erneuten Alkoholkonsum reduziert werden. Da sich negative Verstärker, insbesondere soziale und somatische Schäden, oft erst nach langjährigem Alkoholkonsum entwickeln, werden sie, im Gegensatz zu der sich rasch einstellenden positiven Verstärkerwirkung von Alkohol, erst sehr spät realisiert.

Andere lernpsychologische Theorien, die zur Erklärung der Entstehung einer Alkoholabhängigkeit herangezogen wurden, sind soziale Lerntheorien (im Sinne eines erweiterten Spannungs-Reduktions-Modells) und kognitive Lerntheorien (Übersicht bei Schlüter-Dupont 1990).

8.2 Therapieziele

Wichtigstes Therapieziel der Behandlung Alkoholabhängiger ist selbstverständlich eine dauerhafte Abstinenz im Sinne einer „zufriedenen" Abstinenz. Weitere Therapieziele sind die Verbesserung der psychosozialen Integration (soziale Selbständigkeit, berufliche Integration, familiäre und persönliche Bindungen), eine Verbesserung der Frustrationstoleranz, persönliche Autonomie, somatische Stabilisierung und ggf. Behandung psychiatrischer Begleitsymptome. Therapeutische Ansätze, Abhängigen das sog. kontrollierte Trinken zu vermitteln, haben überwiegend negative Ergebnisse geliefert (Küfner et al. 1988). Davies (1962) und später Sobell und Sobell (1976) hatten aufgrund ihrer Untersuchungen die Auffassung vertreten, daß ein Teil der Alkoholabhängigen durch verhaltenstherapeutische Maßnahmen kontrolliertes Trinken lernen könnten. Die seinerzeit postulierten Ergebnisse halten einer kritischen Betrachtungsweise jedoch nicht stand (Übersicht bei Kunkel 1987).

Eine andere Strategie verfolgt der sog. „harm-reduction-Ansatz". Ausgehend von der Überlegung, daß nur ein gewisser Teil aller Alkoholabhängigen dauerhaft abstinent leben kann, wird hier, z. B. bei den sog. Mehrfachgeschädigten mit verschiedenen körperlichen und psychischen Begleit- bzw. Folgeschäden, schon eine Reduktion der Trinkmenge als Behandlungserfolg angesehen.

Basis der Alkoholismustherapie ist, daß der Kranke lernt, sich als Alkoholiker zu sehen, sich mit dieser Rolle zu identifizieren und die Krankheit zu akzeptieren.

8.3 Therapiephasen

Nach Feuerlein (1989) läßt sich die Alkoholismustherapie in 4 Phasen einteilen:

Die Kontaktphase dauert manchmal nur wenige Tage, in der Regel aber länger, und dient vor allem der Diagnosestellung, Evaluierung somatischer Folgekrankheiten, Überprüfung der Behandlungsbereitschaft des Patienten und insbesondere seiner Motivation zu weiteren Therapiemaßnahmen und deren Indikationsstellung.

Die Entgiftungs- und Entziehungsphase ist in der Regel auf einige Wochen oder sogar nur Tage begrenzt. Eine stationäre Entgiftung ist nicht grundsätzlich notwendig, aber in all jenen Fällen sinnvoll, wo schwerere Entzugserscheinungen oder aber belangvolle somatische oder neuropsychiatrische Begleiterkrankungen vorliegen.

In der Entwöhnungsphase soll der Patient für die persönlichen und somatischen Folgeschäden eines Alkoholismus sensibilisiert werden. Außerdem geht es um die Erarbeitung von Strategien zur weiteren Abstinenz, besseren psychosozialen Wahrnehmung und Integration, den Aufbau von Problembewußtsein und Selbstwertgefühl, Verbesserung sozialer und familiärer Kontakte und das Erkennen spezifischer Konflikte und Defizite, auch in der Persönlichkeitsentwicklung.

Die Weiterbehandlungs- oder Rehabilitationsphase dient der Wiedereingliederung des Patienten in Familie, Beruf und soziale Umwelt. Wichtig ist dabei die Rückfallprophylaxe. Eine große Bedeutung kommt in der Nachsorgephase den Selbsthilfegruppen zu.

Während die initialen Kontakte zu Alkoholabhängigen häufig über den Hausarzt, Internisten und Psychiater oder verschiedene Suchtberatungsstellen läuft, erfolgt die Entgiftung und Entwöhnung üblicherweise im stationären Rahmen. Allerdings sind in den letzten Jahren Bestrebungen erkennbar, nicht zuletzt aus Kostengründen, vermehrt ambulante und teilstationäre Angebote zu etablieren (s. Kap. 8.4). Die Nachsorge wiederum wird fast ausschließlich ambulant durchgeführt. Nur sehr schwer depravierte oder hirnorganisch veränderte Patienten werden in Übergangseinrichtungen o. ä. betreut.

Im einzelnen werden bei Alkoholabhängigen sehr verschiedene psychotherapeutische Verfahren angewandt. Dazu gehören vor allem die Verhaltenstherapie und – vorwiegend stützende (supportive) – Gesprächstherapie, außerdem die Psychoanalyse, kognitive Therapien und andere Verfahren.

Die psychotherapeutische Behandlung Alkoholabhängiger, speziell im Rahmen von Entwöhnungstherapien, wird im wesentlichen als Gruppentherapie, seltener als Einzeltherapie durchgeführt. Letztere wird vor allem in der Kontakt- und Nachsorgephase eingesetzt. In der Gruppentherapie geht es vor allem um die Bearbeitung von Abwehrmechanismen des Patienten, aber auch um das Akzeptieren einer dauerhaften Abstinenz von Alkohol als inneres Ziel und die Aufgabe neurotischer Fixierungen. Als entscheidend für den Erfolg der Gruppentherapie wurde immer wieder die „totale therapeutische Atmosphäre" betont. Im Spannungsfeld zwischen „Selbstempathie" und „Selbstdisziplin" (im Sinne von Struktursetzung) geht es in der tiefenpsychologisch orientierten Gruppentherapie darum, in der Interaktion mit anderen, die Selbstempathie zu

fördern und so Veränderungen zu ermöglichen und sich gleichzeitig der eigenen Grenzen bewußt zu werden und sich an innere wie äußere Strukturen zu gewöhnen. Wichtig ist die Verbesserung der Frustrationstoleranz.

8.4 Therapieprogramme

Im wesentlichen werden heute zwei verschiedene Arten von Therapieprogrammen durchgeführt: Zum einen eine eklektische Standardtherapie ohne spezifische theoretische Orientierung, die (meistens konfrontative) Gruppentherapie, Einzelgespräche und Beratung, Information über Alkohol und Alkoholismus, eine medizinische Behandlung von Folgeschäden, Arbeits- und Beschäftigungstherapie, Sport- und Freizeitprogramme sowie Elemente einer therapeutischen Gemeinschaft und Selbsthilfegruppen umfaßt, zum anderen vorwiegend verhaltenstherapeutisch ausgerichtete Therapiekonzepte (Übersicht bei Süß 1995). Zu letzteren gehören „social skill" Training, Kommunikationstraining, kognitiv-behaviorale Techniken und Entspannungstraining. Auch hier handelt es sich meist um eklektische Therapien, d. h. daß auch andere Therapiebausteine eingesetzt werden. Dazu gehören z. B. Gestaltungs- und Kunsttherapie, Psychodrama, Musiktherapie, sport- und physiotherapeutische Maßnahmen, außerdem paar- bzw. familientherapeutische Ansätze. Familientherapien basieren auf einer eher systemischen Interpretation der Alkoholabhängigkeit. Angehörige von Alkoholabhängigen haben sich in eigenen Selbsthilfegruppen wie den „AL-Anon", „AL-Teen" und „AL-Afam" organisiert. Aversivtherapien spielen heute nur noch eine geringe Rolle. Entspannungstechniken (Autogenes Training, Muskuläre Relaxation nach Jacobson etc.) tragen zur Beruhigung und zum Angstabbau gespannter Patienten bei und sind Bestandteil der meisten stationären Therapien, während Suggestivtherapien und die gestufte Aktivhypnose sowie die Fremdhypnose nur noch selten eingesetzt und im Regelfall nicht empfohlen werden können.

Neben den etablierten, meist mittel- bis langfristig ausgerichteten Entwöhnungstherapien wurden in den letzten Jahren vermehrt überwiegend gemeindenahe Kurzzeittherapien, auch ambulante und teilstationäre Behandlungen propagiert. Vorteile sind geringere Kosten, wohnort- und realitätsnahe Behandlungsmöglichkeiten, Kontakt zu Selbsthilfegruppen, die auch nach Abschluß der Therapie vom Patienten aufgesucht werden können, die Integration der Familie in den Behandlungsprozeß und gute Nachsorgemöglichkeiten. Ambulante Therapien arbeiten in aller Regel eng mit Selbsthilfeorganisationen und Suchtberatungsstellen zusammen.

8.5 Selbsthilfe-organisationen

Sie haben eine große Bedeutung in der Behandlung der Alkoholabhängigkeit. Da die einzelnen Gruppen sehr heterogen sind und, insbesondere bei den Anonymen Alkoholikern, am Prinzip der Anonymität festgehalten wird, ist der Behandlungserfolg schwierig zu beurteilen. In deutschsprachigen Ländern kommt den folgenden Selbsthilfeorganisationen eine größere Bedeutung zu:

Die Anonymen Alkoholiker (AA) wurden 1935 in den USA von Alkoholabhängigen mit dem Ziel gegründet, nüchtern zu werden bzw. zu bleiben. Die

AA sind weltweit tätig. Der Erfolg der AA hat dazu geführt, daß für eine Vielzahl anderer Störungen vergleichbare Selbsthilfeeinrichtungen und „12-step-movements" gegründet wurden. Die Akzeptanz der AA ist enorm. Nach Untersuchungen von Room und Greenfield (1993) haben 9% der erwachsenen US-Bevölkerung bereits irgendwann einmal an einer AA-Gruppe teilgenommen, 3,6% im Jahr vor der Befragung. Oft kamen die Teilnehmer allerdings auch wegen Problemen von Verwandten oder Freunden, nur in ca. einem Drittel der Fälle wegen eigener Probleme. In Deutschland existieren weit über 1000 Gruppen. Mittlerweile etablieren sich die AA auch in den neuen Bundesländern, wo sie bis zur Wiedervereinigung nur wenig toleriert und unterstützt wurden.

Der praktische Alltag sieht so aus, daß sich erfahrene Mitglieder (sog. Sponsoren) um neue Gruppenmitglieder kümmern. In der Regel treffen sich die Gruppen wöchentlich. Die AA orientieren sich an 12 Schritten, die aus Tabelle 8.1 zu entnehmen sind. Die AA versuchen eine „Politik der kleinen Schritte" zu vermitteln. Die Gruppenmitglieder sollen ihre Rolle als lebenslang Alkoholabhängige akzeptieren und versuchen, von Tag zu Tag trocken zu bleiben.

Welcher Alkoholabhängige profitiert von den AA, welcher nicht? Diese Frage ist schwierig zu beantworten. Eine typische „AA-Persönlichkeit" gibt es nach Befunden von Emrick (1989) nicht. Als wichtige Faktoren bei der Wirksamkeit des Besuchs von AA-Gruppen gelten u. a. (Pisani et al. 1993):
- das Akzeptieren der Rolle als Alkoholiker („psychological surrender"),
- vermehrtes soziales Interesse oder Persönlichkeitsanteile, die den Zugang zu sozialen Gruppen erleichtern und

Tab. 8.1: Die zwölf Schritte der Anonymen Alkoholiker (aus Soyka 1995).

1. Schritt: Wir gaben zu, daß wir dem Alkohol gegenüber machtlos sind – und unser Leben nicht mehr meistern können.

2. Schritt: Wir kamen zu dem Glauben, daß eine Macht, größer als wir selbst, uns unsere geistige Gesundheit wiedergeben kann.

3. Schritt: Wir faßten den Entschluß, unseren Willen und unser Leben der Sorge Gottes – wie wir ihn verstanden – anzuvertrauen.

4. Schritt: Wir machten eine gründliche und furchtlose Inventur in unserem Inneren.

5. Schritt: Wir gaben Gott, uns selbst und einem anderen Menschen gegenüber unverhüllt unsere Fehler zu.

6. Schritt: Wir waren völlig bereit, all diese Charakterfehler von Gott beseitigen zu lassen.

7. Schritt: Demütig baten wir ihn, unsere Mängel von uns zu nehmen.

8. Schritt: Wir machten eine Liste aller Personen denen wir Schaden zugefügt hatten und wurden willig, ihn bei allen wieder gutzumachen.

9. Schritt: Wir machten bei diesen Menschen alles wieder gut – wo immer es möglich war –, es sei denn, wir hätten dadurch sie oder andere verletzt.

10. Schritt: Wir setzten die Inventur bei uns fort, und wenn wir Unrecht hatten, gaben wir es sofort zu.

11. Schritt: Wir suchten durch Gebet und Besinnung die bewußte Verbindung zu Gott – wie wir ihn verstanden – zu vertiefen. Wir baten Ihn nur, uns seinen Willen erkennbar werden zu lassen und uns die Kraft zu geben, ihn auszuführen.

12. Schritt: Nachdem wir durch diese Schritte ein geistiges Erwachen erlebt hatten, versuchten wir, diese Botschaft an Alkoholiker weiterzugeben und unser tägliches Leben nach diesen Grundsätzen auszurichten.

■ das Erlebnis einer intakten Gruppe („resocialization experience") als Ausgleich für das Aufwachsen in zerrütteten Familienverhältnissen.

Der Besuch von AA-Gruppen ist prognostisch günstig. Neben den eigentlichen AA-Gruppen existieren eine Reihe weiterer Selbsthilfegruppen, wie z. B. die AL-Anon-Gruppen für Angehörige sowie Gruppen für Kinder von Alkoholikern (AL-Teen).

Andere wichtige Selbsthilfeorganisationen sind der Kreuzbund, die Guttempler und das Blaue Kreuz Deutschland (BKD). Das BKD versucht auf christlicher Grundlage Suchtkranken und deren Angehörigen zu helfen. Das BKD ist als selbständiger Fachverband Mitglied des Diakonischen Werks und überkonfessionell.

8.6 Effizienz der Psychotherapie

Wie erfolgreich sind stationäre oder ambulante Therapien bei Alkoholabhängigen? Diese Frage stellte sich in den letzten Jahren verstärkt, nicht zuletzt angesichts eines höheren Kostendrucks, der

Vielzahl verschiedener miteinander konkurrierender Psychotherapieverfahren und neuerer therapeutischer Ansätze. Bislang sind fast ausschließlich stationäre Entwöhnungstherapien katamnestisch evaluiert worden, während für ambulante Therapien kaum Untersuchungen vorgelegt wurden. Bei der Beurteilung verschiedener Therapieverfahren stellen sich eine Reihe methodischer Probleme. Fichter und Frick (1992) nennen in diesem Zusammenhang

■ die Selektion, Repräsentativität und Homogenität der untersuchten Stichprobe,

■ die Frage nach einem kontrollierten experimentellen Versuchsplan,

■ eine meist nicht primär prospektiv ausgerichtete katamnestische Untersuchung,

■ einheitliche Katamneseintervalle innerhalb derselben Erhebung,

■ die Berücksichtigung längerfristiger Verläufe,

■ die Operationalisierung der Behandlung und Behandlungsintegrität,

■ die Erfassung des außertherapeutischen Geschehens und Ausschluß von Parallelbehandlungen in anderen Institutionen,

■ eine reliable Erfassung der zu untersuchenden Variablen,

■ die Festlegung mehrdimensionaler „outcome"-Kriterien und

■ der unterschiedliche Ausbildungsstand der einzelnen Therapeuten und Stichprobenschwund.

Ein besonderes Problem stellt beim Vergleich verschiedener Therapiemethoden die meist nicht erfolgte und meist auch nicht mögliche Randomisierung verschiedener Patientengruppen dar (fehlende Kontrollgruppe anders oder unbehandelter Patienten).

Zur Frage der Wirksamkeit der Therapie bei Alkoholabhängigen hat Süß (1995) vor kurzem eine interessante Meta-Analyse vorgelegt, wobei er 23 experimentelle und 21 nicht-experimentelle prospektive Untersuchungen analysierte. Von den experimentellen Untersuchungen stammten 16 aus den USA und Kanada, keine aus Deutschland. Von den nicht-experimentellen Arbeiten stammten dagegen 13 aus der Bundesrepublik, eine aus der ehemaligen DDR.

Die früheren Meta-Analysen und Literaturübersichten hatten z. T. beträchtliche Unterschiede ergeben. Emrick (1974) hatte 113 kontrollierte Studien mit unterschiedlicher Katamnesedauer zusammengefaßt und eine durchschnittliche Abstinenzrate von rund 34% gefunden. 44% der Patienten waren gebessert, 32% ungebessert. Seither wurde in der Literatur häufig die „Ein-Drittel-Faustregel" genannt, die aufgrund späterer Untersuchungen immer weiter nach unten revidiert wurde. Emrick konnte keine entscheidenden Unterschiede hinsichtlich der Wirksamkeit verschiedener Therapiesettings nachweisen. Costello (1975) analysierte 58 Untersuchungen, die zwischen 1951 und 1975 publiziert wurden und fand eine durchschnittliche Abstinenzrate von 26% (Katamnesedauer im Mittel 1 Jahr). Kissin (1983) kam sogar auf eine Abstinenzrate von nur 20% (Katamnesedauer 3,3 Jahre). Costello (1975) fand, daß die Ergebnisse um so besser waren, je häufiger sog. „High-risk-Patienten" ausgeschlossen worden waren, je intensiver die Behandlung war, je häufiger es sich um stationäre Behandlungen von 6 bis 8 Wochen handelte und je häufiger eine begleitende Behandlung mit Disulfiram stattgefunden hatte. Andere positive Prädiktoren waren eine Einbeziehung von Bezugspersonen und eine intensive ambulante Nachsorge. Die schlechtesten Behandlungsergebnisse fanden sich in

Studien mit keinen oder nur minimalen Ausschlußkriterien, einer begrenzten Anzahl von Behandlungskomponenten und einem einfachen Zugang zur Therapie („open-door admission policy"). In Studien mit guten Behandlungsergebnissen wurden meist Alkoholabhängige ausgeschlossen, die an schweren psychischen Störungen oder Mehrfachabhängigkeiten litten oder einen ungünstigen sozialen Hintergrund aufwiesen. Ohnehin scheint die soziale Stabilität eines Patienten eine sehr große Bedeutung für das Behandlungsergebnis zu haben.

Weitere Untersuchungen wurden von Miller und Hester (1980, 1986) vorgelegt. Sie analysierten mehr als 600 bzw. 300 kontrollierte Therapiestudien. Sie kamen zu dem Schluß, daß die höhere Wirksamkeit stationärer Therapien gegenüber ambulanten Therapien nicht ausreichend belegt ist und beklagten, daß in den USA zum damaligen Zeitpunkt häufig Methoden eingesetzt wurden, für deren Effizienz es keinen empirischen Beleg gab.

Die wichtigste deutsche Untersuchung zu diesem Thema stellt immer noch die prospektiv angelegte multizentrische MEAT-Studie (Münchener Evaluation der Alkoholismus-Therapie) an 1410 Patienten aus 21 Suchtfachkliniken dar. Verglichen wurden Kurzzeiteinrichtungen (Therapiedauer 6 bis 8 Wochen), Mittelzeiteinrichtungen (Therapiedauer 4 bis 5 Monate) und Langzeiteinrichtungen (Behandlungsdauer 6 Monate). Katamnesen wurden nach 6 Monaten, 18 Monaten und 4 Jahren erhoben. 18% der ursprünglich rekrutierten Stichproben verweigerten ihre Teilnahme an der Untersuchung bereits bei Beginn, im weiteren Verlauf schwankte der Anteil der Verweigerer erheblich. In der 6-Monats-Katamnese wurden 84,5%, in der 18-Monats-Katamnese 84,4%, in der 4-Jahres-Katamnese 81% der Patienten erreicht (Küfner und Feuerlein 1989; Feuerlein und Küfner 1989).

In der 6-Monats-Katamnese waren 67% durchgängig abstinent, 11% gering gebessert, 21,8% ungebessert. In der 18-Monats-Katamnese sank die Abstinenzrate auf 53%, eine Besserung (entsprechend einem sog. kontrollierten Trinken) lag bei 8,5% der Patienten vor, 38% waren ungebessert. In der 4-Jahres-Katamnese waren 46% der Patienten weiterhin abstinent, 3% gebessert und 51% ungebessert. In den letzten 6 Monaten vor der 4-Jahres-Katamnese waren 66% abstinent. Der Anteil der Patienten, die ein kontrolliertes Trinken berichteten, betrug nur 3% (Feuerlein und Küfner 1989).

Nur sehr wenige Untersuchungen sind zum Langzeitverlauf der Alkoholabhängigkeit vorgelegt worden. Besondere Bedeutung hat hier die Untersuchung von Vaillant (1983, 1996). Die Ergebnisse können hier nur stichwortartig angesprochen werden. Von den im Alter von rund 40 Jahren erfaßten Patienten (zwei Kollektive, ehemalige Harvard-Studenten und aus eher ungünstigem sozialem Milieu stammende innerstädtische Jugendliche) waren in der ersten Gruppe im 60. Lebensjahr 18% verstorben, 11% abstinent, 11% „kontrollierte" Trinker, 59% betrieben weiter Alkoholmißbrauch. Die „core city boys" waren in 28% der Fälle verstorben, 30% waren abstinent, 11% kontrollierte Trinker, aber nur 28% tranken kontinuierlich, d. h. daß die Abstinenzrate bei dieser Stichprobe im Vergleich zu den Harvard-Studenten doppelt so hoch war. Interessant war, daß nach 5 Jahren Abstinenz Rückfälle selten waren.

Eine neuere Langzeitkatamnese (10 bis 14 Jahre) von 123 in der früheren DDR an der Universitätsklinik Jena im

Rahmen einer 4-monatigen Langzeittherapie behandelten Patienten ergab folgendes Bild: Rund 32% der Patienten waren verstorben, 18% (37% der lebend Erreichten) durchgehend, 31% (63% der lebend Erreichten) zumindest 5 Jahre vor Katamneseerhebung abstinent (Bauer et al. 1996).

Süß definierte in seiner aktuellen Meta-Analyse über 23 experimentelle und 21 nicht-experimentelle Untersuchungen mit einer durchschnittlichen Katamnesedauer von 14 Monaten vier Therapiemethoden und -programme:

■ Eklektische Standardtherapie, die mit Abstand am häufigsten eingesetzte Behandlungsform
■ Kombination verschiedener Therapiebausteine, eine verhaltenstherapeutische Breitbandtherapie
■ Paar- und Familientherapie
■ Disulfirambehandlung.

Die Ergebnisse der Meta-Analyse selbst sind sehr komplex und sollen nur stichwortartig angesprochen werden. Hinsichtlich der Ergebnisse der experimentellen Untersuchungen betonte Süß (1995), daß diese nicht auf die Bundesrepublik generalisiert werden könnten.

Unter Zugrundelegung „pessimistischer" Annahmen (Nichtantworter werden als rückfällig eingestuft etc.) ergab sich eine Abstinenzrate von rund 34%, entsprechend der „Ein-Drittel-Faustregel" von Emrick (1974). Längerfristige Katamnesen erbrachten sogar nur 26 bis 28% Abstinenz.

Interessant ist vor allem der Vergleich der unterschiedlichen Therapieverfahren. Dabei zeigte sich, daß die Abstinenz- und Besserungsraten der verhaltenstherapeutisch orientierten Therapien 11 bis 14% günstiger waren als die der eklektischen Therapien, die wiederum besser waren als Disulfiram und die sog. Minimaltherapie. Signifikante Unterschiede ergaben

sich zwischen Verhaltenstherapie und Minimaltherapie, nicht aber zwischen Verhaltenstherapie und eklektischer Standardtherapie einerseits und zwischen eklektischer Standardtherapie und Minimaltherapie andererseits. Diese Ergebnisse lassen sich nicht ohne weiteres auf die Bundesrepublik übertragen zumal die hiesigen Behandlungsergebnisse günstiger sind als in anderen Ländern, wobei die Therapiedauer allerdings im Mittel mehr als vierfach länger ist.

Generell gilt, daß ein Zusammenhang zwischen Therapiedauer und Behandlungserfolg wahrscheinlich ist, wobei bei den ausländischen Untersuchungen mit einer Therapiedauer von 2 bis 6 Wochen die „optimale" Therapiedauer bei 4 Wochen lag.

Derzeit werden eine Reihe weiterer Untersuchungen vorbereitet, die der Frage nachgehen, welche Therapieverfahren bei Alkoholabhängigen am effektivsten sind. Diese differentielle Therapieforschung könnte zukünftig dazu beitragen, die Prognose Alkoholabhängiger zu verbessern.

Mögliche Prädiktoren für die Verlaufsprognose, wie sie in der Literatur häufig genannt werden, sind in Tabelle 8.2 zusammenfassend dargestellt. Ihre Bedeutung für den zukünftigen Verlauf sollte nicht überschätzt werden. Die breiteste Übereinstimmung besteht dahingehend, daß eine hohe Therapiemotivation und vor allem eine hohe soziale Stabilität und Integration mit einer eher günstigen Prognose verbunden sind.

8.7 Ambulante und teilstationäre Therapieangebote

In den letzten Jahren sind aussichtsreiche Bemühungen erkennbar geworden, vermehrt rein ambulante oder teilstationäre Behandlungen in Form von Tageskliniken zu etablieren. Auch wenn bislang kaum katamnestische Untersuchungen zu deren Effizienz vorgelegt wurden, ist zu erwarten, daß entsprechende Therapieangebote zukünftig verstärkt Bedeutung erlangen werden. Hauptzielgruppe der, in ihrer Struktur und ihrem Programm üblichen stationären Behandlungen vergleichbaren, Therapien dürften sozial gut integrierte Alkoholabhängige sein, die, ohne aus Beruf und Familie herausgerissen zu werden, eine ambulante bzw. teilstationäre Therapie machen möchten. Die bisherigen Erfahrungen entsprechender Therapieeinrichtungen hinsichtlich Ak-

Tab. 8.2: Mögliche Prädiktoren des Behandlungserfolgs bei Alkoholabhängigen (aus Soyka 1995, nach Feuerlein und Küfner 1989).

Prädiktoren für einen günstigen Verlauf bei Männern

- Zusammenleben mit Partner
- Heimatstadt mit Einwohnerzahl unter 100 000
- kein Arbeitsplatzwechsel in den zurückliegenden 2 Jahren
- nicht arbeitslos
- Hausbesitzer
- nicht im Heim lebend oder obdachlos
- kein alkoholbezogener Arbeitsplatzverlust
- keine Suizidversuche
- keine bisherigen Behandlungen in einer Suchtabteilung

Prädiktoren für einen günstigen Verlauf bei Frauen

- nicht mehr als ein Suizidversuch
- weniger als 625 g reiner Alkohol/Woche
- niedrige Werte in Subskala „Forderungen machen" im Unsicherheitsfragebogen
- hohe Werte in Subskala „Anständigkeit" („soziale Überangepaßtheit" im Unsicherheitsfragebogen)
- keine bisherigen Behandlungen in einer Suchtabteilung

Prädiktoren für einen ungünstigen Verlauf bei Männern

- Therapieabbruch
- Rückfall in Alkohol während Behandlung
- schlechte oder zweifelhafte klinische Prognose (gestellt durch Therapeut)
- geringes Engagement von Bezugspersonen

Prädiktoren für einen ungünstigen Verlauf bei Frauen

- Therapieabbruch
- niedrige Werte in Beschwerdeliste

zeptanz und Haltequote sind nicht schlecht, allerdings ist eine entsprechende Motivation und Selektion von Patienten vor Behandlungsbeginn notwendig und sinnvoll. Auch hier stehen neben Einzelgesprächen Gruppentherapien und vermehrt auch die Angehörigenarbeit im Vordergrund.

Bislang sind relativ wenige wissenschaftliche Untersuchungen zur Frage der Effizienz ambulanter Entwöhnungstherapien vorgelegt worden. Miller und Hester (1986) hatten die generelle Überlegenheit stationärer gegenüber ambulanter Behandlungen bestritten. Vorläufige Ergebnisse einer Untersuchung von Pettinati und Belden (1996) über einen, allerdings nicht randomisierten, Vergleich ambulanter und stationärer Behandlungen bei Suchterkrankungen (überwiegend bei Alkoholabhängigen) zeigte jedoch zunächst, daß die Abbruchraten der ambulant behandelten Patienten deutlich höher lagen als die der stationär behandelten Alkoholabhängigen, d. h., daß 60% der ambulant behandelten Patienten, aber 90% der stationär behandelten Patienten ihr Behandlungsprogramm erfolgreich beenden konnten. Für die weitere Analyse nahm man nur diejenigen Patienten heran, die den Intensivbehandlungsteil abgeschlossen hatten. Dabei waren die Rückfallraten bei ambulant und stationär behandelten Patienten während sämtlicher Nachuntersuchungstermine vergleichbar, d. h. daß sich für diese Patienten keine Unterschiede zwischen stationärer und ambulanter Behandlung finden ließen.

Die Gesamtkosten einer stationären Behandlung waren gegenüber einer ambulanten Behandlung 6,4fach höher. Allerdings kamen die Autoren zu dem Schluß, daß eine ambulante Behandlung von Alkoholabhängigkeit nicht immer die kostengünstigere Lösung ist, rechnet man z. B. bei fehlgeschlagenen ambulanten Behandlungen die Kosten einer stationären Behandlung hinzu.

Eigene vorläufige Auswertungen eines interessanten Modellprojekts zur ambulanten Entwöhnungsbehandlung Alkoholkranker (Soyka et al. 1997) haben vergleichsweise recht günstige Behandlungsergebnisse ambulanter Alkoholkranker nach ca. $1^1/_2$ Jahren gezeigt (Abstinenzrate über 40%), wobei allerdings nicht übersehen werden darf, daß es sich hierbei um relativ gut selektionierte, sozial integrierte Patienten handelt. Trotzdem dürften in den nächsten Jahren weitere ambulante und auch teilstationäre Entwöhnungstherapien etabliert werden, die das therapeutische Angebot deutlich erweitern werden.

8.8 Rückfallprophylaxe

Schon während der stationären oder ambulanten Entwöhnungstherapie beginnt die Prävention möglicher Rückfälle. Erst recht ist dies Aufgabe der psychotherapeutischen Nachsorge und Rehabilitation von Alkoholabhängigen. Rückfälle gehören zum klinischen Alltag und stellen eine therapeutische Aufgabe dar. Langzeitverläufe haben gezeigt, daß Alkoholrückfälle nach 5 Jahren Abstinenz selten sind (Vaillant 1996). Obwohl es zahlreiche Ansätze zur Erklärung von Rückfällen gibt, ist ein Alkoholrückfall im Einzelfall oft schwer nachzuvollziehen. Empirische Untersuchungen haben die Bedeutung von depressiven Verstimmungen und anderen psychovegetativen Symptomen als mögliche Auslösefaktoren gezeigt. Diese führen aber nicht zwangsläufig zu Alkoholrückfällen und liegen auch nur bei einem Teil der Alkoholabhängigen vor. Häufig wird von entsprechenden Patienten ein sog. Sucht-druck („Craving") geschildert, der sich individuell sehr unterschiedlich in inne-rer Anspannung und Unruhe, Schlaf-störungen und anderen psychovegetati-ven Entgleisungen und vermehrter ge-danklicher Beschäftigung mit Alkohol äußert. Entsprechende Erlebnisse sollten schon im Rahmen von Entwöhnungsthe-rapien, dann aber auch im Rahmen der ambulanten Nachsorge thematisiert wer-den. „Klassische" Therapieansätze ver-folgen das Konzept, den Umgang mit potentiell rückfallauslösenden Situatio-nen zu erlernen und entsprechende Ver-haltensstrategien zu entwickeln.

Anders sind vor allem in den USA etablierte verhaltenstherapeutische An-sätze („coping skills") konzipiert. Hier geht es darum, zu trainieren, wie rück-fällige Patienten davon abgehalten wer-den können, daß ein kurzer oder einma-liger Alkoholkonsum („lapse" oder „slip") wieder zu einem längeren Alko-holrückfall („relapse") führt. Neben neueren pharmakotherapeutischen An-sätzen (s. Kap. 9) spielen im übrigen Selbsthilfegruppen für die fortgesetzte Motivation von Alkoholabhängigen zur Abstinenz und Rückfallprophylaxe eine nicht zu unterschätzende Rolle.

Welche Rückfallpräventionsmaßnah-men sind wirksam?

Nach Körkel (1996) ist hier zunächst die regelmäßige Teilnahme an Selbsthil-fegruppengesprächen, Beratung oder Psychotherapie während der Nachsorge in der Lage, dem erstmaligen Auftreten von Rückfällen vorzubeugen (primäre Rückfallprävention). Ist es bereits zu einem Rückfall gekommen, so können dessen Dauer, Intensität und Folgewir-kungen im Sinne der sekundären Rück-fallprävention wiederum durch Nachsor-gemaßnahmen, aber auch durch ambu-lant oder stationär durchgeführte Rück-

fallpräventionstrainings und eine umfas-sende sozialtherapeutische Nachsorge am Wohnort positiv beeinflußt werden. Nachsorgemaßnahmen haben sich dann als besonders effektiv erwiesen, wenn sie direkt nach Behandlungsende während einem Zeitraum von minde-stens 6 Monaten durchgeführt werden, also in dem Zeitraum, in dem die mei-sten Alkoholrückfälle nach abgeschlos-sener Therapie erfolgen.

Als spezifische Auslöser von Rückfäl-len nennt Körkel (1996) folgende Fakto-ren:

1. Merkmale der abhängigen Person

Dazu zählen dauerhafte persönliche Handicaps (Depressionen, Ängste, Ne-benwirkungen pharmakologischer Be-handlung, Stimmungstiefs, etc.), eine geringe Zuversicht, auftauchende Schwierigkeiten ohne Alkohol bewälti-gen zu können, die Erwartung und Er-fahrung, daß sich durch Alkoholkonsum positive Effekte erreichen lassen sowie geringe soziale Kompetenzen.

2. Der soziale Kontext

Dazu zählen z. B. eine geringe sozia-le Integration oder rückfallbegünstigen-de Faktoren am Arbeitsplatz.

3. Das Suchthilfesystem

Dieses begünstigt nach Körkel (1996) die Entstehung und den schweren Ver-lauf von Rückfällen, u. a. durch generel-le disziplinarische Entlassungen bei Rückfälligkeit, hohe Zugangsschwellen für Wiederbehandlungen, Fehlplazierun-gen und die fehlende Vorbereitung auf den Umgang mit den „Ausrutschern".

Als mögliche rückfallpräventive Maß-nahmen bieten sich folgende Schritte an:
■ Patientengerechte schriftliche Infor-mation über Rückfall/Rückfallvorbeu-gung

■ Analysen zur Genese der Rückfallverläufe

■ Einsatz von Checklisten zur Identifizierung von Rückfallrisikosituationen

■ Vermittlung verschiedenartiger Möglichkeiten, einen „Ausrutscher" zu beenden, etwa durch einen Rückfallvertrag, der regelt, an welche Hilfspersonen sich der Abhängige nach einem „Ausrutscher" wenden kann und wie diese Person unterstützend tätig wird

■ spezielle Rückfallpräventionsgruppen, die sich an breiter entwickelten Trainingsprogrammen orientieren können

■ Konfrontation mit Rückfallauslösern in vivo und die Vermittlung der Erfahrung, Versuchssituationen widerstehen zu können

■ Einsatz von Rollenspielen und anderen Übungen zum Erlernen neuer suchtmittelfreier Bewältigungskompetenzen

■ Einbeziehung des Rückfallthemas in Paar- bzw. Familiengesprächen und Angehörigenseminaren

■ Evtl. auch eine medikamentöse Rückfallprophylaxe (s. dazu Kap. 9)

Sowohl für die pharmakotherapeutischen, erst recht aber für die angesprochenen psychosozial-psychotherapeutischen Maßnahmen zur Rückfallprävention gilt, daß diese empirisch zu überprüfen, bei nachgewiesener Effizienz dann aber auch in die immer noch stark defizitäre ambulante Nachsorge von Alkoholabhängigen zu integrieren sind. Einen guten Überblick über Theorien und Befunde zur Entstehung von Alkoholrückfällen gibt das Buch von Körkel, Lauer und Scheller (1995): Sucht und Rückfall. Brennpunkt der deutschen Rückfallforschung.

9 Pharmakotherapie des Alkoholismus

9.1 Pharmaka, die zu Aversivreaktionen führen

Eine ganze Reihe von Medikamenten kann bei gleichzeitigem Konsum von Alkohol Unverträglichkeitsreaktionen hervorrufen, z. B. MAO-Hemmer, einige Antibiotika (Cephalosporine, Chloramphenicol, Griseofulvin und andere), Metronidazol (Clont®) oder das ebenfalls zur Behandlung von Trichomonadeninfektionen eingesetzte Nitrefazol. Auch Chlorpropamid und Tolbutamid, die zur Diabetesbehandlung verwendet werden sowie zahlreiche andere Substanzen können zusammen mit Alkohol zu Unverträglichkeitsreaktionen führen (Fried 1980). In den deutschsprachigen Ländern werden aber nur zwei Substanzen, Disulfiram (Antabus®) und Cyanamid bzw. Calciumcarbimid (Dispan®, Colme® in Österreich) zu diesem Zweck therapeutisch eingesetzt. Beide inhibieren die Aldehyddehydrogenase (ALDH), wobei die erhöhten Acetaldehydspiegel für die bei Alkoholkonsum auftretende Symptomatik verantwortlich sind (s. Tab. 9.1). Schweregrad und Dauer dieser Reaktion hängen u. a. von Menge und Zeitpunkt der eingenommenen Substanzen sowie des Alkohols ab. Die durch Calciumcarbimid hervorgerufenen Reaktionen sind milder als die durch Disulfiram induzierten. Als Kontraindikationen einer Behandlung mit alkoholsensibilisierenden Pharmaka gelten schwere Leberschäden, Schädigungen der Koronararterien, floride Magen- und Duodenalulzera, Enzephalopathien mit schwerem hirnorganischem Psychosyndrom, Epilepsien und psychotische Erkrankungen.

9.1.1 Disulfiram

Pharmakologie

Disulfiram wird nach oraler Gabe rasch aufgenommen und zu Diethyldithiocarbamat, das wiederum zu Diethylamin, Carbodisulfid und anderen Metaboliten abgebaut wird, verstoffwechselt. In Untersuchungen an Alkoholabhängigen betrug die Halbwertszeit für Disulfiram 7,3 Stunden. Maximale Plasmaspiegel wurden nach 8 bis 10 Stunden erreicht, bei großer interindividueller Variabilität der erreichten Plasmaspiegel. Carbodisulfid ruft einen unangenehmen Mundgeruch hervor. Dieser kann als Maß für die Compliance genommen werden. Disulfiram ist ein irreversibler Inhibitor der ALDH, aber auch anderer Enzyme, darunter der Dopamin-β-Hydroxylase und hepatischer mirkosomaler Enzyme. Die Clearance von Chlordiazepoxid und Diazepam, nicht aber von Oxazepam und Lorazepam, sowie von Phenytoin, Desipramin und Imipramin wird durch Disulfiram reduziert (Ciraulo et al. 1985). Disulfiram verlängert auch die Elimination der letzteren beiden und

Tab. 9.1: Symptome der Disulfiram-Alkohol-Reaktion (aus Soyka 1995).

Vasodilatation in Gesicht und Nacken (sog. Flush)
Tachy- und Dyspnoe
Schwindel
Hyperventilation
Tachykardie
Hypotension
Nausea
Erbrechen
Kopfschmerzen
Angst
Schweißausbrüche
Allgemeine Schwäche
Brustschmerzen

In schweren Fällen

Epileptische Anfälle
Kreislaufversagen, Schock
Atemdepression
Bradykardie, kardiale Arrythmien, Herzstillstand, myokardiale Infarkte
Bewußtseinsstörungen
Exitus

kann so zu höheren Plasmaspiegeln und damit zu toxischen Reaktionen führen.

Die Disulfiram-Alkohol-Reaktion (DAR) ist in Tabelle 9.1 zusammenfassend dargestellt. Ihr Auftreten wird in erster Linie auf die Inhibierung des Acetaldehydabbaus zurückgeführt. Bei ausreichend hoher Disulfiramdosierung tritt sie bei Alkoholkonsum innerhalb von 10 bis 30 Minuten auf, mitunter auch noch schneller.

Die typischen Symptome klingen innerhalb von 90 bis 180 Minuten ab, allgemeines Unwohlsein besteht aber über einen mehrstündigen Zeitraum. Gefährlich sind neben epileptischen Anfällen vor allem Hypotension und Kreislaufkollaps, Bradykardien und vor allem Herzstillstände (Vagusstimulation). Todesfälle sind wiederholt beschrieben worden, aber im Regelfall nur nach Einnahme von mehr als 500 mg Disulfiram und starker Alkoholintoxikation zu erwarten.

In leichten bis mittelschweren Fällen einer DAR ist ein abwartendes Verhalten ausreichend. Zur Sicherung der Kreislauf- und Herzfunktion können verschiedene Maßnahmen notwendig werden: Trendelenburg-Position, Gabe von Flüssigkeit, Sauerstoff, etc., bei vagusindizierten Bradykardien Gabe von Anticholinergika. Eine effektive Pharmakotherapie der DAR ist bislang nicht bekannt. Feuerlein (1989) empfiehlt eine Behandlung mit Kortikotropin (ACTH) (20 I. E. i. v.), außerdem werden 1 g Ascorbinsäure (Vitamin C) und Antihistaminika empfohlen (z. B. 50 mg Promethazin i. v., Benkert und Hippius 1996). Die Effizienz von 4-Methylpyrazol, das als ADH-Blocker die Metabolisierung von

Alkohol zu Acetaldehyd hemmen und damit zu einer klinischen Besserung der Symptome führen soll, ist noch nicht ausreichend untersucht.

Disulfiram wird heute in Dosen von 200 bis 500 mg/die verabreicht. Therapieversuche mit implantiertem Disulfiram haben keine überzeugenden Ergebnisse erbracht.

Die Notwendigkeit eines sog. Probetrunks mit Alkohol vor Behandlungsbeginn wird sehr unterschiedlich beurteilt. Zwingend notwendig ist er nicht, wohl aber eine sehr genaue Aufklärung des Patienten über die speziellen Risiken der Therapie. Bei einem Probetrunk nimmt der Patient nach Beginn der Behandlung gezielt eine geringe Menge Alkohol zu sich, z. B. 20 ml eines 40%igen Alkoholgetränkes oder ein kleines Glas Bier (100 bis 200 ml).

Zur Verbesserung der Compliance können Angehörige, ambulante Dienste und Ärzte in die Gabe der Medikamente mit einbezogen werden.

Die Wirksamkeit der Disulfiramtherapie bei Alkoholikern ist sehr umstritten. Die größeren Untersuchungen, die zu dieser Frage durchgeführt wurden, haben eher unbefriedigende Ergebnisse erbracht. Fuller et al. (1986) führten eine randomisierte und kontrollierte Multizenterstudie an 605 Patienten durch, die entweder 1 oder 250 mg Disulfiram/Tag bekamen oder einer Kontrollgruppe ohne Medikation zugeteilt wurden. Die Patienten der beiden Testgruppen wußten, daß sie Disulfiram bekamen, aber nicht, in welcher Dosis. In allen drei Gruppen zeigte sich ein direkter Zusammenhang zwischen Compliance und Abstinenz. Von den rückfälligen Patienten der Disulfiram-Gruppen nahmen diejenigen mit therapeutischer Dosis an weniger Tagen Alkohol zu sich als die anderen Patienten. Hinsichtlich der Gesamtzahl der abstinenten Patienten und der untersuchten psychosozialen Variablen ergaben sich allerdings keine Unterschiede zwischen den untersuchten Gruppen. Günstigere Ergebnisse wurden dagegen von Chick et al. (1992) berichtet. Am ehesten scheinen ältere, sozial stabile, motivierte Patienten mit guter Compliance von einer Disulfiramtherapie zu profitieren.

Nebenwirkungen

Die Toxizität des Disulfiram in Dosen von 125 bis 500 mg gilt allgemein als eher gering. Zu den wichtigsten Nebenwirkungen von Disulfiram gehören Müdigkeit, Lethargie, Blutdrucksteigerung und gelegentlich psychische Störungen (depressive Verstimmungen und Angst, selten Euphorie oder neuropsychologische Defizite). Durch Inhibierung der Dopamin-β-Hydroxylase (DBH) führt Disulfiram im Gehirn zu niedrigeren Noradrenalin- und erhöhten Dopaminspiegeln, die die Exazerbation psychotischer Symptome bei Schizophrenen und deren gelegentliches Auftreten auch bei Nichtschizophrenen erklären können. Wichtig ist das mögliche Auftreten von Leberschäden (Brewer 1986), peripheren Neuropathien und motorischen Störungen. Auch eine Opticusneuritis, Ataxie, Geschmacks- und Artikulationsstörungen sowie gastrointestinale Störungen, Nachlassen von Libido und Potenz, Störungen beim Wasserlassen, Schmerzen und Teratogenität, Kopfschmerzen und allergische Hautreaktionen können auftreten (Chick et al. 1992). Vor Beginn einer Behandlung mit Disulfiram ist eine gründliche medizinische und psychiatrische Untersuchung einschließlich Labor und EKG zu fordern. Als Kontraindikationen für eine Disulfiramtherapie gelten Hepatopathien, kardiale Schädigungen, Gravidität, Epilepsie, Endokrinopathien (Hyperthyreose etc.), Magen- und Darmulzera und das Vorliegen schizophrener Psychosen (Feuerlein 1989, s. dazu Kap. 7.4).

Außerdem sind bei einer Therapie mit Disulfiram toxische Interaktionen mit anderen Pharmaka zu bedenken, in erster Linie mit Metronidazol, Phenytoin, dem Tuberkulostatikum Isoniazid, sowie oralen Antikoagulantien. Mögliche Interaktionen mit verschiedenen Psychopharmaka sowie Opioiden sind umstritten (Larson et al. 1992). Antihistaminika, Neuroleptika vom Phenothiazintyp und Antikonvulsiva sollten bei einer Disulfirambehandlung nicht gegeben werden, da diese Medikamente die Wirkung des Disulfiram z. T. antagonisieren können.

9.1.2 Calciumcarbimid

Calciumcarbimid ist ein reversibler ALDH-Blocker mit Wirkungsdauer von unter 24 Stunden. Die Substanz wird rasch resorbiert. Wegen seiner kurzen Wirkdauer muß Calciumcarbimid 2 mal täglich in einer Dosis von 50 mg gegeben werden. Ein Risiko für psychiatrische Komplikationen besteht bei dieser Therapie nicht, wahrscheinlich aber für Hepatitis. Die Dopamin-β-Hydroxylase und die Oxidasen des mikrosomalen Leberenzymsystems werden durch Calciumcarbimid nicht gehemmt. Der Indikationsbereich ist ähnlich wie bei der Disulfirambehandlung. Bislang wurden nur relativ wenige Untersuchungen mit Calciumcarbimid durchgeführt (Annis und Peachey 1992). Die Substanz ist in Österreich im Handel.

Andere Aversivtherapien spielen klinisch heute keine Rolle mehr (Übersicht bei Howard et al. 1991).

9.2 Antidipsotropika (Anti-Craving-Substanzen)

9.2.1 Klinische und neurochemische Aspekte von Craving

Craving ist ein mehrdeutiger Begriff, hinter dem sich sehr unterschiedliche Konzepte verbergen. Meist wird darunter das unwiderstehliche Verlangen nach Einnahme einer Substanz (Alkohol) verstanden. Auf deutsch könnte man von Alkoholverlangen oder „Suchtdruck" sprechen.

Für das Verständnis von Craving und seiner Entwicklung sind einerseits eine Reihe von neurochemischen und molekularbiologischen Befunden von Bedeutung, auf die später noch eingegangen wird, zum anderen spielen Konditionierungsexperimente, lerntheoretische und verhaltensbiologische Theorien eine große Rolle.

Manche Autoren unterscheiden ein Craving im frühen Entzug von Craving nach längerer Abstinenz (Wetterling et al. 1996). Im wesentlichen lassen sich heute zwei überschneidende Craving-Konzepte erkennen (Pickens und Johanson 1991, Childress et al. 1993), wobei zum einen die belohnenden, „positiven" Wirkungen von Alkohol, zum anderen die negativen Folgen (z. B. Entzug) als besonders wichtig für die Entstehung von Craving angesehen werden. Das erste Craving-Konzept fokussiert vor allem die Antizipation der Wirkung und Belohnung durch Alkohol, das zweite Craving-Konzept die Antizipation unerwünschter Folgen bei Abstinenz, z. B. den Folgen des Entzugs (Übersicht bei Littleton 1995).

Beim ersten – hypothetischen – Craving-Mechanismus führt die Erfahrung einer belohnenden Substanzwirkung zu dem Verlangen nach der Wiederholung der Wirkung und indirekt dazu, daß sich das Denken und das Leben des Betroffenen zunehmend um die Frage dreht, wie er sich die Substanz beschaffen kann. Diese Art von Craving hat viel mit der psychischen Abhängigkeit von einer bestimmten Substanz zu tun.

Der zweite Craving-Mechanismus könnte vor allem mit den unerwünschten Folgen eines ausbleibenden Alkoholkonsums zu tun haben, z. B. mit der Erfahrung, daß fehlende Alkoholzufuhr zu Entzugserscheinungen, Unruhe, Verstimmungen oder einem verminderten Wohlbefinden führt.

In diesem Zusammenhang wird häufig von „konditioniertem Entzug" gesprochen. Dahinter stehen verschiedene neurochemische Überlegungen, die davon ausgehen, daß die wiederholte Zufuhr einer Substanz im Gehirn adaptative Veränderungen induziert, die den akuten chemischen Effekten der Substanz entgegenwirken. Da die Substanz wiederholt eingenommen wird, wird die adaptative Antwort auf das Verhalten und auf das Setting (Umgebung bzw. Situation, in der Alkohol getrunken wird) konditioniert. Bestimmte Schlüsselreize reichen nun unabhängig von der Substanzeinnahme dazu aus, um die Adaptation auszulösen. Dies führt z. B. dazu, daß die Toleranz gegenüber einer Substanz (z. B. Alkohol) beträchtlich größer ist, wenn sie im vertrauten Rahmen eingenommen wird („umgebungsabhängige Toleranz"). Zeigt ein Abhängiger im gewohnten Rahmen das gleiche Verhalten wie sonst, nimmt die Substanz aber nicht ein, können verhaltens- oder umweltbezogene Schlüsselreize eine konditionierte Adaption auslösen, wobei diese Ver-

änderung neurochemische Prozesse im Gehirn bedingt, die jetzt bei fehlender Substanzeinnahme ablaufen und das genaue Gegenteil der Veränderungen sind, die von der Substanz verursacht wurden. Dadurch entsteht beim Abhängigen ein „konditioniertes Entzugssyndrom", selbst noch Monate nach der letzten Alkoholaufnahme. Böning (1992) spricht in diesem Zusammenhang bei Craving, das auch nach längerer Abstinenz spontan auftreten kann oder durch verschiedene Reize provoziert wird, von einem „subklinisch konditionierten Entzugssyndrom", z. B. auf dem Boden einer „verminderten Aktivierbarkeit des dopaminergen Belohnungssystems mit Frustrationsgefühlen und spezifisch evozierten Gedächtnisinhalten".

Übersetzt in den klinischen Alltag würde dies bedeuten, daß ein Alkoholabhängiger, der z. B. in seinem Stammlokal ein nicht-alkoholisches Getränk trinkt, aufgrund der starken adaptativen Reaktionen unter Zittern, Schwitzen und anderen Symptomen des Alkoholentzugs leiden könnte. Das Aufsuchen des vertrauten Settings (Stammlokal) hätte im ZNS zu einer starken adaptativen Reaktion geführt, die weitgehend im Unterbewußtsein abläuft. Da Alkoholkonsum die aufgetretenen Symptome vermindern würde, induzieren diese Veränderungen ein Verlangen nach Alkohol und evtl. einen Rückfall.

Das geschilderte Beispiel zeigt, daß Craving selbstverständlich nicht nur ein biologisch zu verstehendes und zu behandelndes Phänomen ist, sondern daß hier auch verhaltenstherapeutische, kognitive und andere rückfallprophylaktische Maßnahmen eingesetzt werden müssen.

Die Bezeichnung Anti-Craving-Substanzen für Medikamente, die das Rückfallrisiko bei Alkoholabhängigen senken können, hat sich in der Literatur eingebürgert, ist aber nicht unproblematisch. Der Autor selbst bevorzugt den Begriff Antidipsotropika, der nicht einen bestimmten Wirkmechnismus impliziert. Craving ist nicht gleichbedeutend mit und auch keine „conditio sine qua non" für den Rückfall. Hier setzt auch Kritik an den bisherigen Craving-Konzepten an. Tatsächlich muß die subjektive Einschätzung des Cravings nicht mit einer erneuten Alkohol/Drogenaufnahme korrelieren (Fischman et al. 1990) und hängt zudem stark von der Untersuchungssituation ab. Patienten in auf Abstinenz ausgerichteten Therapieprogrammen könnten dazu tendieren, Suchtverlangen für unerwünscht zu halten und das Craving deswegen als gering einschätzen, umgekehrt könnten z. B. methadonsubstituierte Opiatabhängige eher dazu tendieren, einen hohen Suchtdruck zu berichten, um die Fortführung der Substitutionsbehandlung zu rechtfertigen. Selbstverständlich beeinflussen auch erlernte Coping-Strategien zur Bewältigung belastender bzw. auslösender Situationen die Wahrnehmung von Craving.

9.2.2 Untersuchungs- instrumente

Einige Autoren betonen eher den Zwangscharakter von Craving (Modell et al. 1992a, b) und leiten hieraus auch mögliche Untersuchungsinstrumente zur Erfassung von Craving ab. Leider ist es der Forschung bislang nicht gelungen, verläßliche Untersuchungsinstrumente zur Erfassung von Craving zu etablieren, und trotz vielfacher Bemühungen ist die psychologische Forschung in diesem Bereich stark defizitär.

In früheren Untersuchungen wurde häufig nur eine visuelle Analogskala zur Erfassung von Craving verwendet. Erst in den letzten Jahren sind differenziertere Untersuchungsinstrumente zur Erfassung von Alkoholverlangen bzw. Craving entwickelt worden. Dazu gehört z. B. die 14 Punkte umfassende „Obsessive Compulsive Drinking Scale" von Anton et al. (1996), ein recht kurzes Untersuchungsinstrument, das in ersten Stichproben von Alkoholabhängigen evaluiert wurde. Im deutschen Sprachraum ist z. B. eine von Veltrup (1994) vorgeschlagene Craving-Skala zu nennen. Für diese wie für eine Reihe weiterer Untersuchungsinstrumente sind allerdings noch weitere Studien zur Überprüfung der Validität notwendig.

Auch auf neurochemischer und neurobiologischer Ebene konnte Craving bei Alkoholabhängigen bislang nicht ausreichend definiert werden. Diskutiert wird vor allem die Bedeutung dopaminerger und endorphinerger, aber auch serotonerger, noradrenerger, GABA-erger und glutamaterger Mechanismen (Ollat et al. 1988), aber auch persönlichkeitsgebundene Eigenschaften wie z. B. das „sensation seeking behavior". In den letzten Jahren wurde begonnen, durch die Beeinflussung bestimmter Transmittersysteme bei (abstinenten) Alkoholabhängigen Craving pharmakologisch zu induzieren. Diese Untersuchungen stecken noch in den Kinderschuhen (Krystal et al. 1992), könnten aber zukünftig dazu beitragen, das Verständnis von Alkoholverlangen und Alkoholrückfall zu verbessern.

9.2.3 Überlegungen zum Wirkmechanismus von Anti-Craving- Substanzen

Grundsätzlich stellt sich bei Medikamenten, die sich in placebokontrollierten Doppelblindstudien in der Rückfallprophylaxe der Alkoholabhängigkeit als wirksam erwiesen haben, die Frage nach dem Wirkmechanismus. Hier muß nicht notwendigerweise ein gezielter antidipsotroper Effekt vorliegen. Ein in der Rückfallprophylaxe effektives Pharmakon kann durch mögliche psychotrope (z. B. antidepressive) Effekte für einen erneuten Alkoholkonsum prädisponierende, psychische Symptome verändern und somit den Alkoholkonsum indirekt beeinflussen. Ein weiteres, klinisch seit langem genutztes Therapieprinzip ist die Induktion von Aversivreaktionen bei Alkoholabhängigen. Auch hier kann man nicht von Anti-Craving-Substanzen im engeren Sinne sprechen.

Manche Substanzen, z. B. Serotoninwiederaufnahmehemmer, scheinen zumindest im Tiermodell die Nahrungs- und Flüssigkeitsaufnahme insgesamt zu beeinflussen, haben also keinen spezifischen antidipsotropen Effekt. Entsprechend wurden sie auch nicht nur bei Alkoholabhängigen, sondern auch bei Patienten mit Eßstörungen oder anderen „Störungen der Impulskontrolle" eingesetzt. Weiter ist nach möglichen pharmakokinetischen wie pharmakodynamischen Interaktion von Alkohol mit Anti-Craving-Medikamenten zu fragen.

Die Methodik der Durchführung von Pharmakaprüfungen bei Alkoholabhängigen ist erst in den letzten Jahren verbessert worden. Noch immer besteht eine gewisse Unsicherheit hinsichtlich der notwendigen Untersuchungsinstrumente, Anzahl der untersuchten Patienten und Dauer der Behandlung. Besonders wichtig ist die unterschiedliche Definition des Behandlungserfolgs in amerikanischen und europäischen Studien: Während in vielen Untersuchungen eine Verminderung der Trinkmenge und Verbesserung der Zahl trockener Tage als

möglicher Behandlungserfolg definiert wird, folgen die meisten europäischen Studien dem Abstinenzparadigma und definieren den Zeitpunkt bis zum ersten Rückfall als Zielkriterium. Auch der Begriff Rückfall selbst wird international sehr unterschiedlich gesehen: Während die meisten europäischen, vor allem deutschsprachigen Autoren eine sehr „enge" Rückfalldefinition haben (jede Alkoholaufnahme), wird in US-amerikanischen Untersuchungen häufig eine sehr „breite" Rückfalldefinition (z. B. 6 Drinks/die à 9 g/Tag, BAK über 1 Promille o. ä.) gewählt. Dahinter verbirgt sich ein völlig anderes Therapiekonzept als bei den rein abstinenzorientierten Therapien (sog. harm reduction Strategie).

Ein großes methodisches Problem stellt auch die hohe Drop-out-Rate bei Pharmakaprüfungen Suchtkranker dar, die höher ist als bei Studien mit anderen psychiatrischen Patienten (Kranzler et al. 1996).

Konkrete Vorschläge („Richtlinien") zur Durchführung von Therapiestudien bei Alkoholabhängigen wurden von der Plinius Major Society (1994) vorgelegt. Diese Richtlinien bieten eine gute Orientierungshilfe bei der Vorbereitung und Konzeption von Pharmakaprüfungen bei Alkoholabhängigen. Einen guten Überblick über methodische Probleme von Therapiestudien bei Alkoholabhängigen bieten auch die Arbeiten von Böning (1996) und Kranzler et al. (1996).

Wie läßt sich nun die Wirkweise von Anti-Craving-Substanzen erklären? Denkbar ist zum einen, daß die „belohnende" Wirkung von Alkohol antagonisiert wird, ohne daß eine Unverträglichkeitsraktion im engeren Sinne (Disulfirameffekt) auftritt. Am ehesten kann man dies von Opiatantagonisten annehmen, die die euphorisierende und entspannende Wirkung von Alkohol vermindern könnten. Evtl. könnten auch serotonerge oder dopaminerge Pharmaka hier wirksam werden. Durch solche Substanzen könnte erreicht werden, daß die Antizipation der Belohnung abnimmt und so das Suchtverhalten und -verlangen modifiziert wird. In der Alkoholbehandlung spricht man häufig von negativ-diskriminierenden Stimuli, wenn man Effekte meint, die die Belohnung durch die Substanzaufnahme vermindern.

Ein zweiter möglicher Wirkmechanismus von Anti-Craving-Substanzen wäre die Unterdrückung eines konditionierten Entzugssyndroms. Da die Symptomatik des Alkoholentzugssyndroms identisch mit denen des konditionierten Syndroms ist, müßten Substanzen, die das Entzugssyndrom unterdrücken, auch diese Form von Craving vermindern. Natürlich verbietet sich in diesem Zusammenhang die Anwendung „klassischer" Sedativa und Anxiolytika wie z. B. Barbiturate oder Benzodiazepine, die selbst ein erhebliches Suchtpotential besitzen. Denkbar wäre aber, daß andere Substanzen, die ebenfalls die neuronale Übererregbarkeit, die einem solchen konditionierten Entzugssyndrom zugrunde liegen dürfte, vermindern, als Anti-Craving-Substanzen wirken könnten.Wahrscheinlich sind hier vor allem anxiogene Effekte sowie die Wirkung auf Symptome einer Überfunktion des autonomen Nervensystems von Bedeutung.

Eine sog. Anti-Craving-Substanz sollte idealerweise folgende Forderungen erfüllen:
■ Geringe Rückfallrate bzw. höhere Abstinenz bei Alkoholabhängigen
■ Keine bedeutsamen psychotropen Effekte
■ Kein Suchtpotential
■ Keine Interaktion mit Alkohol
■ Keine hepatotoxische Wirkung
■ Günstiges Nebenwirkungsprofil

■ Einsatz auch bei Patienten in reduziertem Allgemeinzustand möglich

Auf neurochemischer und neurobiologischer Ebene werden vor allem die Bedeutung des Dopamin-, Serotonin-, Opiat-/Endorphinsystems sowie neuerdings auch glutamaterge Mechanismen als Grundlagen von Craving diskutiert (Übersicht bei Soyka 1995). Dabei sind für beide Transmittersysteme eine Reihe von Interaktionen mit Alkohol nachgewiesen und mehrere Hypothesen zur Dysfunktion der jeweiligen Transmittersysteme bei – trockenen – Alkoholikern formuliert worden.

Obwohl viele der Theorien zur Neurobiologie des Suchtgedächtnisses und neuro- bzw. molekularbiologischen Grundlagen von Alkoholverlangen (Craving) und Alkoholrückfall noch eindeutig Hypothesencharakter tragen (Übersicht bei Schmidt 1996), wurden daraus einige therapeutische Ansätze abgeleitet. Die wichtigsten zur Rückfallprophylaxe der Alkoholabhängigkeit diskutierten und nur zum Teil untersuchten Substanzen bzw. Substanzgruppen sind in Tabelle 9.2 zusammenfassend dargestellt. Klinisch haben bislang allerdings nur wenige Substanzgruppen eine Bedeutung erlangt. Dies gilt insbesondere für Opiatantagonisten und glutamaterge Substanzen. Im folgenden sollen die wichtigsten Befunde zur Wirksamkeit von Anti-Craving-Substanzen dargestellt werden. Im Anschluß daran werden einige generelle Probleme der Therapie mit Anti-Craving-Substanzen angesprochen.

9.2.4 Acamprosat

Exkurs: Alkohol und Glutamat

Die Aminosäure L-Glutamat ist der im ZNS am weitesten verbreitete, exzitato-

Tab. 9.2: Übersicht über die wichtigsten Anti-Craving-Substanzen.

Substanz	Bemerkungen
Glutamatmodulatoren Acamprosat	Effekt gesichert
Glutamatantagonisten Ibogain z. B. Memantine, Amantadine	mögliche Wirkung bei verschiedenen Suchterkrankungen bislang keine Studien verfügbar
Opiatantagonisten Naltrexon Nalmefen	Effekt wahrscheinlich bislang nur Pilotuntersuchungen
Dopaminagonisten Lisurid Bromocriptin	wahrscheinlich nicht effektiv fraglicher Effekt, nicht ausreichend untersucht
Dopaminantagonisten Tiaprid Flupentixol	wahrscheinlich nicht effektiv laufende Untersuchungen einzige Sustanz, die als Depot gegeben werden könnte
Serotoninwieder-aufnahmehemmer Fluvoxamin Fluoxetin Citalopram und andere	wahrscheinlich nicht effektiv, mögliche Wirksamkeit bei Subgruppe
Serotoninagonisten Buspiron Ipsapiron	einige positive, eine negative Studie, Wirksamkeit vor allem bei Alkoholikern mit Angststörung belegt Effekt denkbar, bislang keine Studien verfügbar
Serotoninantagonisten Ritanserin Ondansetron	wahrscheinlich nicht wirksam mögliche Anti-Craving-Substanz, noch nicht ausreichend untersucht
MAO-Hemmer Moclobemid	Bislang nur bei Rauchern untersucht möglicher Anti-Craving-Effekt zumindest bei Subgruppe

risch wirkende Neurotransmitter. Glutamat scheint für Lernvorgänge im ZNS eine große Rolle zu spielen, aber auch für die neuronale Plastizität, Gedächtnis, Motorik und Wahrnehmung. Klinisch scheint Glutamat eine Bedeutung für die Entwicklung verschiedener neurodegenerativer Erkrankungen zu haben. Eine Überfunktion von Glutamatrezeptoren kann zu Zelluntergängen (exzitotoxischer Zelltod) führen; Glutamat kann also teilweise als endogenes Neurotoxin angesehen werden (Kornhuber und Weller 1996).

Es existiert eine Reihe unterschiedlicher Glutamatrezeptoren im ZNS: Zum einen metabotrope Rezeptoren, die intrazelluläre Vorgänge über Signaltransduktionsmechanismen beeinflussen, zum anderen ionotrope Rezeptoren, die Ionenflüsse an der Zellmembran und Änderungen des Membranpotentials bewirken. Zu letzteren gehören die AMPA-, Kainat- und N-Methyl-D-Aspartat (NMDA)-Rezeptoren. Für die Wirkung von Alkohol ist in erster Linie der NMDA-Rezeptor, von dem wiederum verschiedene Subtypen existieren, von Belang. NMDA-Rezeptoren erlauben den Einstrom von Na^+ und Ca^{2+}-Ionen. Für ihre Aktivierung muß neben Glutamat auch Glycin vorhanden sein. Ihre Funktion ist von der Konzentration von Mg^{2+}-Ionen abhängig. Unter Ruhebedingungen wird der NMDA-Rezeptor durch Mg^{2+}-Ionen blockiert. Im Inneren des Ionenkanals liegen außerdem Bindungsstellen für nicht kompetitive NMDA-Antagonisten wie Phencyclidin (PCP), die Substanz MK-801, Ketamin und Memantin. Ist der Ionenkanal durch Agonisten geöffnet, können diese Substanzen eindringen und den Ionenkanal blockieren. PCP und Ketamin wirken psychomimetisch und können Psychosen hervorrufen; MK-801, das üblicherweise in

Tierversuchen und in vitro herangezogen wird, ist stark toxisch. Der NMDA-induzierte Ca^{2+}-Fluß ist mit der Aktivierung von second-messenger-Systemen bzw. der Freisetzung von Neurotransmittern wie z. B. Dopamin verbunden.

Nicht kompetitive NMDA-Antagonisten wie Memantin und Amantadin werden in der Therapie neurodegenerativer Erkrankungen wie z. B. Morbus Alzheimer eingesetzt. NMDA-Rezeptoren spielen für die toxische Wirkung von Glutamat eine große Rolle: Ihre Aktivierung führt über den Einstrom von Ca^{2+}-Ionen zu einer Aktivierung kataboler Enzyme und letztlich zu Zelluntergängen.

Auch Alkohol interagiert mit dem glutamatergen System und den NMDA-Rezeptoren in vielfacher Hinsicht (Übersicht bei Tsai et al. 1995, Lovinger 1996). Alkohol wirkt bei akuter Gabe „NMDA-antagonistisch". Akute Alkoholzufuhr hemmt die durch den NMDA-Rezeptor aktivierte Ca^{2+}-Aufnahme. Bei chronischer Alkoholbelastung kommt es adaptativ zu einer erhöhten Empfindlichkeit und Höherregulierung von NMDA-Rezeptoren. Im Alkoholentzug findet sich dann eine verstärkte Aktivität postsynaptischer exzitatorischer Neurone. Eine Dysfunktion im glutamatergen System wird mit zahlreichen alkoholbedingten neuropsychiatrischen Folgeschäden in Verbindung gebracht (s. Tab. 9.3), scheint aber auch für Alkoholverlangen eine große Rolle zu spielen. Deswegen erscheint der Einsatz von NMDA-Modulatoren bzw. -Antagonisten bei Alkoholabhängigen zur Verminderung von Craving und Alkoholrückfällen naheliegend. Sieht man von möglichen NMDA-Antagonisten wie Ibogain, dessen pharmakologisches und klinisches Profil noch nicht völlig klar ist, ab (Popik et al. 1995), stellt Acamprosat bei Alkoholabhängigen den einzigen kli-

Tab. 9.3: Studien mit möglichen Anti-Craving-Substanzen – Opiatantagonisten.

Naltrexon	N	
Bohn et al. (1994) (25 oder 50 mg)	14	Trinkmenge vermindert geringes Craving
Volpicelli et al. (1992)	70	geringere Rückfallrate bzw. Trinkmenge
O'Malley et al. (1992) (randomisiert, placebo-kontrolliert)	104	geringere Rückfallrate bzw. Trinkmenge
Croop u. Chick (1996)[1] (randomisiert, placebo-kontrolliert)	174	fraglicher Effekt nur bei Subgruppe
Nalmefen		
Mason et al. (1994) (randomisiert, placebo-kontrolliert, 10 und 40 mg/die)	19	signifikanter Effekt in beiden Gruppen
Mason (1996)[1] (randomisiert, placebo-kontrolliert, 20 und 80 mg/die)	105	keine günstigeren Abstinenzraten, aber gewisser Effekt auf Trinkmenge

[1] bislang unpublizierte Daten

nisch bislang eingesetzten NMDA-Modulator dar.

Pharmakologisches Profil von Acamprosat

Acamprosat (Calcium-Bis-Acetyl-Homotaurin) ist ein Derivat des beim Menschen im ZNS vorkommenden Neuromodulators Homotaurin und weist in seiner Struktur Gemeinsamkeiten sowohl mit GABA als auch mit Taurin auf (s. Abb. 9.1). Die Substanz ist hydrophil und wird deshalb im Gastrointestinaltrakt relativ schlecht absorbiert. Sie hat keine Plasma-Eiweiß-Bindung und (bei Einmalgabe) eine Halbwertszeit von etwa 3,2 Stunden. Um therapeutische Konzentrationen zu erreichen, ist die Einnahme von 1,3 bis 2 g/die notwendig, entsprechend 4 bis 6 Tabletten/die. Es gibt keine pharmakologisch aktiven Metaboliten. Ein steady-state ist nach etwa 7 Tagen erreicht. Acamprosat penetriert die Blut-Hirn-Schranke und wird durch glomeruläre Filtration vollständig eliminiert. Eine Interaktion mit Alkohol, Disulfiram, Benzodiazepinen

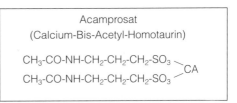

Abb. 9.1:
Strukurformel von Acamprosat.

und Antidepressiva ist nicht bekannt. Im Tiermodell verursacht Acamprosat weder Sedierung noch Muskelrelaxation. Psychotrope Effekte hat die Substanz offensichtlich nicht, insbesondere keine antidepressive, anxiolytische, antiaggressive, hypnotische oder neuroleptische Wirkung, auch kein Suchtpotential.

Der Wirkmechanismus wird noch nicht ausreichend verstanden (Littleton 1996). Ursprünglich war man bei Acamprosat von einem GABA-ergen Profil ausgegangen. Dies ist nach neueren Arbeiten und klinischen Befunden nicht der Fall. In vitro führt Acamprosat zu einer Freisetzung von Taurin aus Gliazellen und terminalen Nervenenden. Entscheidend ist aber die Beeinflussung des glutamatergen Systems. Neuere Untersuchungen belegen, daß Acamprosat ein NMDA-Modulator ist und zu einer Änderung der Funktion nachgeschalteter, spannungsabhängiger Calciumströme führt, im Sinne eines reduzierten Calciumeinstroms. Dies führt zu einer Dämpfung der neuronalen Erregbarkeit. Fraglich hat Acamprosat auch einen leichten serotoninagonistischen (bei Serotonin-Defizit) bzw. -antagonistischen (bei Serotonin-Überangebot) Effekt. Es wurde die Hypothese formuliert, daß Acamprosat durch chronischen Alkoholkonsum bedingte neuronale Veränderungen antagonisieren und so neurobiologisch fixierte Lernvorgänge revidieren kann.

Molekularbiologische Untersuchungen haben gezeigt, daß Acamprosat über die Hemmung der neuronalen Erregbarkeit auch zu deutlichen Veränderungen genomisch vermittelter Vorgänge führt. Die Substanz reduziert die Expression von „immediate-early-genes" (z. B. des C-fos Gens) in verschiedenen Hirnregionen der Ratte, wobei diese Veränderungen während des Entzugs besonders ausgeprägt sind. Einiges deutet darauf hin, daß Acamprosat auch auf die Expression verschiedener Unterformen des NMDA-Rezeptors einwirkt (Spanagl und Zieglgänsberger 1996).

Klinische Studien

Erste Untersuchungen zur klinischen Wirksamkeit von Acamprosat in der Rückfallprophylaxe Alkoholabhängiger reichen bis in das Jahr 1985 zurück. In den folgenden Jahren wurden einige, methodisch recht unterschiedliche Untersuchungen durchgeführt. Lhuintre et al. (1985) führten eine placebokontrollierte Doppelblindstudie an 85 entzogenen Alkoholikern durch und fanden eine signifikant höhere Abstinenzrate in der mit Acamprosat behandelten Patientengruppe. In einer weiteren großen Untersuchung an 569 Patienten konnten Lhuintre et al. (1990) ebenfalls einen günstigen Einfluß von Acamprosat auf die Abstinenzrate finden, wobei aus methodischen Gründen kritisch anzumerken ist, daß als Hauptzielkriterium die Höhe der -GT und nicht klinische Bezugsgrößen verwendet wurden.

Die Wirksamkeit von Acamprosat in der Rückfallprophylaxe entzogener Alkoholabhängiger wurde in einer Reihe von weiteren randomisierten placebokontrollierten Doppelblindstudien überprüft. In der breit angelegten deutschen Untersuchung über 48 Wochen zeigte sich, daß einerseits die Anzahl entzogener Patienten während des gesamten Behandlungszeitraums in der Acamprosatgruppe signifikant höher war als in der Placebogruppe (42,8% versus 20,7% am Studienende), außerdem war die approximativ ermittelte Zahl der abstinenten Tage im Behandlungszeitraum bei den Patienten der Acamprosatgruppe signifikant höher als in der Placebogruppe und die drop-out-Rate war in der Acamprosatgruppe deutlich geringer (Saß et al. 1996).

Die Verträglichkeit von Acamprosat war insgesamt gut, und es gab kaum schwere Nebenwirkungen.

Die Wirksamkeit von Acamprosat konnte auch in verschiedenen anderen Studien in Österreich, Belgien, Italien und anderen europäischen Ländern belegt werden (s. Abb. 9.2 a, b und 9.3 a, b). Mit Ausnahme der britischen Studie, die eine extrem schlechte Abstinenzrate aufwies (11% am Studienende in beiden Gruppen) – was wahrscheinlich auf eine negative Selektion des Patientenguts und ein relativ langes Intervall zwischen Entgiftung und Behandlungsbeginn sowie eine geringe psychosoziale Betreuung zurückzuführen sein dürfte – konnte in allen anderen klinischen Prüfungen eine Überlegenheit von Acamprosat gegenüber Placebo gezeigt werden. Allerdings fielen die Unterschiede in den einzelnen Untersuchungen sehr unterschiedlich aus. Hier spielen verschiedene Faktoren, wie z. B. abweichende Zusammenstellung der untersuchten Stichproben und der begleitend durchgeführten psychotherapeutischen Maßnahmen, eine große Rolle.

Nebenwirkungen

Da die Substanz bereits seit 1989 in Frankreich zugelassen ist, liegt eine breite klinische Erfahrung vor. Allgemein ist Acamprosat trotz der notwendigen Einnahme von 4 bis 6 Tabletten/die gut verträglich. Am relativ häufigsten sind gastrointestinale Nebenwirkungen, vor allem Durchfall. In Einzelfällen wurde auch ein Erythema multiforma beschrieben. Gelegentlich wurde sowohl eine Libidominderung als auch Libido-

steigerung berichtet. Die einzige echte Kontraindikation für Acamprosat stellt wegen des Calcium-Anteils des Moleküls das Vorliegen einer Hyperkalzämie dar. Außerdem sollte Acamprosat bei Niereninsuffizienz und schwerer Störung der Leberfunktion nicht eingesetzt werden.

Aufgrund der durchgeführten Untersuchungen scheint klar, daß Acamprosat die Rückfallhäufigkeit bei einem Teil der Alkoholabhängigen signifikant vermindern kann. Unklar ist bislang, welche speziellen Subgruppen von Alkoholkranken von einer Therapie mit Acamprosat besonders profitieren dürften. Auch der Beginn und die Dauer einer solchen Behandlung sind noch offen. Die meisten der durchgeführten Untersuchungen gingen über 6 bzw. 12 Monate. Eine Zulassung im Indikationsbereich „Adjuvante Therapie zur Erhaltung der Abstinenz bei Alkoholabhängigkeit" liegt vor. Die Substanz ist seit März 1996 auch in Deutschland im Handel.

9.2.5 Opiatantagonisten

Exkurs: Alkohol und das Opiat-/ Endorphinsystem

Die Opiatforschung hat in den letzten Jahren große Fortschritte gemacht. Es konnten verschiedene Opioidrezeptor-Subtypen definiert werden (κ-, δ- und μ-Rezeptoren), an die unterschiedliche endogene (Endorphine) und exogene Liganden (Opiate) binden. Auch durch Alkohol werden Opioidrezeptoren beeinflußt. Dies könnte die teilweise Kreuztoleranz von Morphinen und Alkohol erklären. Durch die Gabe von Morphinen kann das Alkoholentzugssyndrom unterdrückt werden (Tsueda et al. 1995).

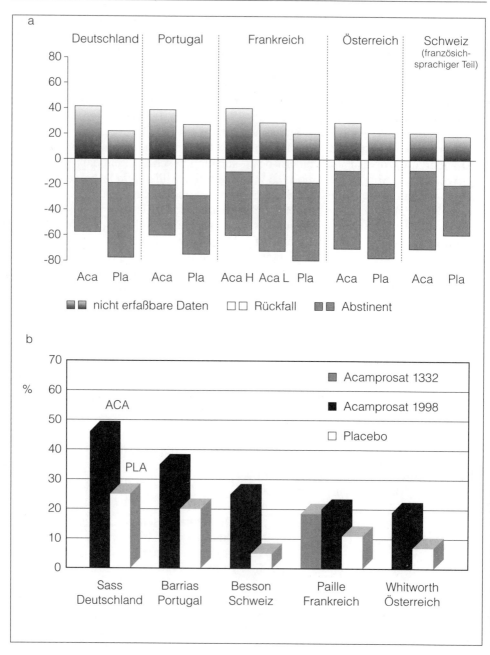

Abb. 9.2: Effizienz von Acamprosat (Aca) im Vergleich zu Plazebo (Pla) in den europäischen 12-Monatsstudien.
a) Verhältnis von Abstinenz, Rückfall und nicht erfaßbaren Daten
b) Analyse der Überlebensrate in Prozent (Saß et al. 1995, Barrias et al. 1996 [unveröffentlichte Daten], Besson et al. 1994, Paille et al. 1995, Whitworth et al. 1996).

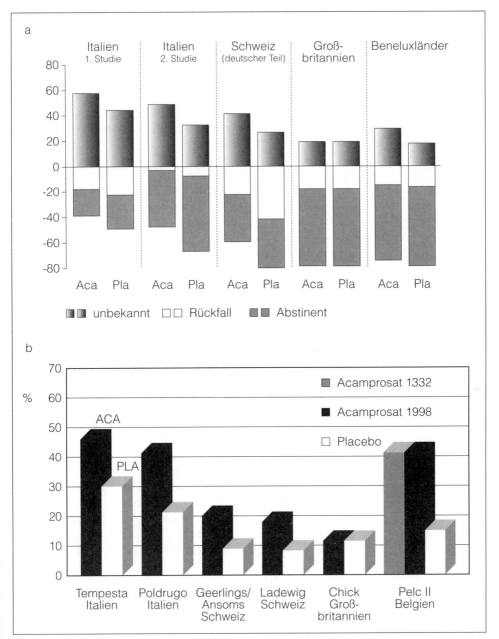

Abb. 9.3: Effizienz von Acamprosat (Aca) im Vergleich zu Plazebo (Pla) in den europäischen 3- und 6-Monatsstudien.
a) Verhältnis von Abstinenz, Rückfall und nicht erfaßbaren Daten
b) Analyse der Überlebensrate in Prozent (Tempesta et al. [unveröffentlichte Daten], Poldrugo et al. [unveröffentlichte Daten], Geerlings und Ansoms [unveröffentlichte Daten], Ladewig et al. 1993, Chick et al. [unveröffentlichte Daten], Pelc et al. 1994).

Alkohol und Opiate haben z. T. ähnlich gelagerte Wirkungen und Eigenschaften. Dazu gehören

- Euphorie
- Sedation
- Antinozizeptive Wirkung
- Toleranz
- Abhängigkeit

Der Gedanke liegt nahe, daß einige dieser Effekte des Alkohols über Opioidrezeptoren vermittelt werden und eine Reihe von Befunden deuten darauf hin, daß Alkohol zu einer Aktivierung des endogenen Opiatsystems führt.

Die Opiat-Abhängigkeit hat lange als biologisches Modell für die Alkoholabhängigkeit gedient. Tierversuche zeigen, daß

- Alkoholkonsum die Aktivität der Opioidrezeptoren verstärkt und
- eine verminderte Funktion von Opioidrezeptoren zu einer vermehrten Zufuhr von Alkohol führt, und daß
- durch die Gabe von Opiaten die Alkoholaufnahme gesteigert
- und umgekehrt durch die Gabe von Opiat-Antagonisten vermindert werden kann.

Im einzelnen konnte gezeigt werden, daß die Alkoholaufnahme invers mit Metenkephalinspiegeln im Gehirn korreliert und selektive δ-Opioidrezeptor-Antagonisten alkoholbedingte Effekte wie Hypothermie und Sedation blockieren können. Alkohol inhibiert die Bindung von Opiaten an den δ-Opioidrezeptor, und niedrige Konzentrationen von Alkohol erhöhen die Dichte von Opioidrezeptoren in einigen Hirnregionen. Chronische Alkoholzufuhr erhöht dagegen die Affinität der Opioidrezeptoren und die Dichte der Bindungsstellen für verschiedene Opioidrezeptor-Liganden. Durch Morphine können Entzugskrampfanfälle bei Mäusen hervorgerufen werden.

Die Bedeutung von Opioidrezeptoren für die durch Alkoholkonsum vermittelten „positiven" Wirkungen wird diskutiert. Eine Dysfunktion bzw. gesteigerte Sensitivität von Opioidrezeptoren scheint für Alkoholverlangen, „Craving", von Bedeutung zu sein.

Die zahlreichen pharmakologischen und tierexperimentellen Untersuchungen zur Beeinflussung von Opioidrezeptoren bei akuter oder chronischer Alkoholaufnahme haben keine ganz konsistenten Ergebnisse erbracht, offensichtlich spielt aber das Opiat-/Endorphinsystem, das eine enge funktionelle Beziehung zum mesolimbischen Dopaminsystem hat, eine wesentliche Rolle für die psychotropen Effekte des Alkohols. µ-Opioidrezeptoren sitzen auf Nervenzellen in der Area ventralis tegmentalis, dem Ursprungsort dopaminerger mesolimbischer A 10-Neurone. Ihre Funktion ist nicht völlig klar, es konnte jedoch gezeigt werden, daß Axone, die aus dieser Region zum Nucleus accumbens projizieren und für zielgerichtetes motivatorisches Verhalten bedeutsam sind, auch eine Schlüsselrolle bei der Aktivierung psychomotorischer Stimulierung spielen (Spanagl und Zieglgänsberger 1996). Eine Beteiligung von µ-Opioidrezeptoren oder anderer Opioidrezeptor-Subtypen bei der Vermittlung anxiolytischer Effekte von Alkohol ist denkbar.

Eine interessante Hypothese zur Entwicklung einer Alkoholabhängigkeit stellt im übrigen die sog. Alkaloidhypothese dar: Kondensationsprodukte von Katecholaminen und Alkoholmetaboliten, wie z. B. die Tetrahydroisochinoline, interagieren wahrscheinlich mit Opioidrezeptoren und endogenen Opiaten, den sog. Endorphinen. Ihnen kommt möglicherweise bei der Entwicklung und Aufrechterhaltung der Alkoholkrankheit eine größere Bedeutung zu.

Auch über das Opiatsystem vermittelte genetische Faktoren könnten eine Rolle für die Aufnahme alkoholischer Getränke spielen (Blum und Topel 1986).

In den letzten Jahren wurden eine Reihe pharmakotherapeutischer Untersuchungen zur Frage der Behandlung (Rückfallprophylaxe) Alkoholabhängiger mit Opiatantagonisten initiiert, wobei vor allem Naltrexon fokussiert wurde.

9.2.5.1 Naltrexon

Pharmakologie

Naltrexon ist ein nahezu reiner Opiatantagonist ohne sonstige pharmakologische Eigenwirkung. Die Substanz bindet vor allem am μ-Rezeptor. Eine Tablette Naltrexon 50 mg ist ausreichend, um ca. 25 mg Heroin i. v. für 24 Stunden zu blockieren. Trotz einiger gegenteiliger Fallmeldungen hat Naltrexon wahrscheinlich kein Suchtpotential.

Naltrexon ist oral wirksam und hat eine sehr lange Wirkungsdauer (Lee et al. 1988). Naltrexon ist in den USA unter den Namen Trexan® von der FDA zur Behandlung Alkoholabhängiger kürzlich zugelassen worden, in Deutschland aber bislang nur für den Anwendungsbereich „Medikamentöse Unterstützung bei der psychotherapeutisch-psychologisch geführten Entwöhnungsbehandlung vormals Opiatabhängiger nach erfolgter Opiatentgiftung" zugelassen und unter den Namen Nemexin® im Handel (Soyka 1995).

Klinische Erfahrungen

Bislang stützt sich der Wirknachweis von Naltrexon im wesentlichen auf zwei Studien, die in den USA durchgeführt wurden (siehe Tab. 9.4). In einer Untersuchung von Volpicelli et al. (1992) wurden 70 alkoholabhängige Männer in einer 12wöchigen placebokontrollierten Doppelblinduntersuchung mit Naltrexon (50 mg/die) behandelt. Die mit Naltrexon behandelten Patienten berichteten ein geringeres Alkoholverlangen (Craving) und weniger Tage, an denen Alkohol konsumiert wurde. Während der 12wöchigen Untersuchung wurden 23% der mit Naltrexon behandelten Patienten rückfällig, aber 54,3% der mit Placebo kontrollierten Patienten, wobei allerdings eine sehr „breite" Rückfalldefinition gewählt wurde (entweder 5 oder mehr „nasse" Tage innerhalb einer Woche, mehr als 5 Drinks bei einem Rückfall oder eine BAK über 1 Promille). Die Zahl der dauerhaft abstinenten Patienten war dagegen in der Naltrexongruppe nur etwas, aber nicht signifikant höher. Naltrexon schien vor allem bei den Patienten effektiv zu sein, die kurz Alkohol tranken, dann aber nicht wieder in ihr altes Trinkverhalten zurückfielen. Eine psychotrope Wirkung von Naltrexon konnte nicht beobachtet werden und die Nebenwirkungen waren bis auf einige Fälle von Übelkeit mild.

Eine nähere Analyse des untersuchten Patientenguts (Volpicelli et al. 1995) zeigte, daß Patienten unter Naltrexon häufiger als in der Placebogruppe berichteten, nach Alkoholkonsum weniger „high" zu sein als früher, ohne daß sich Hinweise für Unterschiede hinsichtlich des Ausmaßes der Intoxikation, Craving, Gedächtnis oder anderen Parameter ergaben. Auch andere Befunde deuten in diese Richtung (Swift et al. 1994). Die Befunde wurden dahingehend interpretiert, daß Naltrexon die mit Alkoholkonsum einhergehenden angenehmen Gefühle blockieren würde.

Mittlerweile wurden von Volpicelli et al. insgesamt 196 Patienten in weitere

Tab 9.4: Studien mit möglichen Anti-Craving-Substanzen – Serotonerge Pharmaka.

Sertralin	N	
bei depressiven Alkoholikern		
Salvato et al. (1995, Abstract) (Falldarstellung)	1	antidepressiv wirksam
Moak u. Anton (1995, Abstract) (offene Prüfung, 12 Wochen Dosis 50 bis 200 mg)	8	antidepressiv wirksam geringere Trinkmenge
Citalopram		
Naranjo et al. (1987) (randomisiert, placebo-kontrolliert)	216	größere Anzahl abstinenter Tage
Naranjo et al. (1992) (randomisiert, placebo-kontrolliert)	16	dito
Balldin et al. (1994) (randomisiert, placebo-kontrolliert)	67	kein sicherer Effekt bei Patienten mit Alkoholmißbrauch
Tiihonen et al. (1996) (randomisiert, placebo-kontrolliert)	62	geringere Trinkmenge und Drop-out-Rate, tendenziell niedrigere GGT
Fluoxetin		
Naranjo et al. (1990) (randomisiert, placebo-kontrolliert)	29	Trinkmenge um 17% reduziert
Kranzler et al. (1996) (randomisiert, placebo-kontrolliert)	60	kein sicherer Effekt. Typ B-Alkoholiker zeigten schlechtere Ergebnisse
Zimelidin		
Naranjo et al. (1984) Fagius et al. (1985)	?	schwere Nebenwirkungen
Buspiron		
bei Alkoholikern mit Angstsymptomatik Bruno (1989) (randomisiert, placebo-kontrolliert)	50	Craving für Alkohol reduziert

Tab 9.4: Studien mit möglichen Anti-Craving-Substanzen – Serotonerge Pharmaka (Fortsetzung).

Tollefson et al. (1992) (randomisiert, placebo-kontrolliert)	50	geringere Drop-out-Rate, geringeres Craving und Alkoholkonsum
Malcolm et al. (1992)	57	kein Effekt auf Angst oder Alkoholkonsum
Kranzler et al. (1995)	61	Verbesserung der Angstsymptomatik, geringere Trinkmenge
Malec et al. (1996)		kein Wirknachweis bei Alkoholikern ohne Angstsymptomatik
Ritanserin		
Monti und Alterwain (1991) (offene Prüfung, 30 Tage)	5	reduzierte Trinkmenge
Naranjo et al. (1995) (doppelblind, 14tägige Behandlung, 5 oder 10 mg)	39	5 mg: vermindertes Craving, aber kein Effekt auf Trinkmenge
		10 mg: kein überzeugender Effekt
Böning (1996) (doppelblind, placebokontrolliert Dosis 2,5, 5 und 10 mg/die)	?	hohe Haltequote, aber kein Wirknachweis
Fenfluramin		
Krasner et al. (1976)	50	kein sicherer Effekt
Romach et al. (1996) (randomisiert, placebo-kontrolliert)	137	kein nachweisbarer Effekt

Doppelblindstudien aufgenommen (Volpicelli et al. 1995).

In derselben Zeitschrift wurde eine weitere Studie von O'Malley et al. (1995) publiziert, die 104 alkoholabhängige Patienten ebenfalls in einer 12wöchigen placebokontrollierten Doppelblindstudie behandelt hatten, wobei zusätzlich zwei Psychotherapieverfahren angewendet wurden. Auch in dieser Untersuchung zeigte sich, daß Naltrexon-behandelte Patienten eine höhere Abstinenzrate aufwiesen als placebo-kontrollierte Patienten, wobei die Medikation mit der Art der Psychotherapie zu interagieren schien. Die Abstinenzrate war am höchsten in der Gruppe der Patienten, die mit Naltrexon und einer supportiven Therapie behandelt wurden, während eine eher verhaltenstherapeutisch ausgerichtete Behandlung zusammen mit Naltrexon vor allem bei Patienten mit kurzzeitigem Rückfall am geeignetsten erschien.

Mittlerweile wurden von O'Malley et al. (1996) die Ergebnisse des 6-monatigen medikamentenfreien Nachbeobachtungsintervalls (follow-up) vorgestellt. Danach ließen sich Unterschiede zwischen den beiden Gruppen nur noch im ersten Monat nach Beendigung der Naltrexonbehandlung nachweisen, danach glich sich das Trinkverhalten in beiden Gruppen wieder an. Die Autoren meinten, daß aufgrund dieser Ergebnisse eine Weiterbehandlung der Patienten mit Naltrexon günstig gewesen wäre. Im übrigen ließ sich in dieser Untersuchung auch kein Nachweis der Überlegenheit des verhaltenstherapeutischen Programms gegenüber supportiven Therapieansätzen nachweisen.

Zwei weitere Pilotstudien mit Naltrexon (Bohn et al. 1994) und einem anderen Opiatantagonisten, Nalmefen (Mason et al. 1994), signalisierten ebenfalls einen günstigen Einfluß von Opiatantagonisten auf die Abstinenzrate bzw. das Trinkverhalten von Alkoholabhängigen.

Nebenwirkungen

Durch die Blockade von Opioidrezeptoren mit Naltrexon (Nemexin®) wird bei gleichzeitiger Verabreichung von Heroin oder anderen Opiaten das Auftreten bestimmter Opiateffekte, wie z. B. Euphorie, verhindert. Die Gabe von Naltrexon führt bei Opiatabhängigen bzw. nach Einnahme hoher Dosen von Opiaten zur Auslösung eines Entzugssyndroms. Wichtige Nebenwirkungen von Naltrexon sind, vor allem bei höheren Dosen, die Erhöhung von Lebertransaminasen, Durchfall, Erbrechen und andere gastrointestinale Symptome. In Einzelfällen kann es zur Entwicklung einer reversiblen idiopathischen thrombozytopenischen Purpura kommen.

Das Nebenwirkungsprofil von Naltrexon wurde in einer offenen Prüfung von 500 alkoholabhängigen Patienten näher untersucht (Croop et al. 1995), in der Naltrexon über 12 Wochen gegeben wurde, in den meisten Fällen (78%) allerdings in Kombination mit anderen Medikamenten, insbesondere Psychopharmaka (44%) und hier speziell Antidepressiva (38%). Häufige Nebenwirkungen waren

- Übelkeit (10%)
- Kopfschmerzen (10%)
- Benommenheit, Nervosität, Müdigkeit (4%)
- Schlafstörungen, Erbrechen (3%)
- Angst, Somnolenz (2%)

Patienten, die zusätzlich ein Antidepressivum erhalten hatten, wiesen ein vergleichbares Nebenwirkungsprofil auf wie Patienten, die nur Naltrexon bekommen hatten. Transaminasenerhöhungen waren in dieser Untersuchung nicht häufiger als in einer Referenzgruppe ohne Naltrexon (n = 250).

Derzeit werden in verschiedenen Ländern eine Reihe von weiteren offenen und placebokontrollierten Doppelblindprüfungen zur Sicherheit und Effizienz von Naltrexon in der Rückfallprophylaxe Alkoholabhängiger durchgeführt, darunter in den USA, Großbritannien und Deutschland. Die Ergebnisse zweier mittlerweile in Großbritannien und Deutschland abgeschlossener Untersuchungen mit Naltrexon sind bislang leider nicht öffentlich vorgestellt oder publiziert worden. Vom Ausgang dieser Untersuchungen wird es abhängen, ob Naltrexon eine größere Bedeutung als Anti-Craving-Substanz in der Rückfallprophylaxe der Alkoholabhängigkeit erlangen wird. Die eigenen klinischen Erfahrungen deuten in die Richtung, daß vor allem Patienten mit starkem Alkoholverlangen von einer solchen Behandlung profitieren könnten. Naltrexon scheint vor allem die positivverstärkende Wirkung von Alkohol zu vermindern, d. h., daß ein kurzer Rückfall nicht wieder zu einem verstärkten, kontinuierlichen Alkoholkonsum führt, sondern daß die Rückkehr zur Abstinenz leichter fällt als vorher.

9.2.5.2 Nalmefen

Ein anderer Opiatantagonist, der in der Rückfallprophylaxe der Alkoholabhängigkeit eingesetzt werden könnte, ist Nalmefen. Bislang wurde nur eine Pilotuntersuchung von Mason et al. (1994) publiziert (n = 19), die erkennen ließ, daß Nalmefen in einer Dosierung von 10 bzw. 40 mg/die die Trinkmenge reduzieren könnte. Weitere Untersuchungen mit Nalmefen werden derzeit durchgeführt (Mason 1996).

9.2.6 Serotonerge Substanzen

Andere mögliche Anti-Craving-Substanzen stellen in erster Linie serotonerge und dopaminerge Pharmaka dar. In Tabelle 9.5 sind die wichtigsten derzeit diskutierten oder bereits überprüften serotonergen Anti-Craving-Substanzen im Überblick dargestellt.

Exkurs: Alkohol und Serotonin

Eine Vielzahl von Befunden deuten auf eine Dysfunktion im serotonergen System, zumindest bei einem Teil der alkoholabhängigen Patienten hin. Veränderungen im Serotoninsystem werden mit einer Vielzahl psychiatrischer Störungen in Verbindung gebracht, so mit Angst- und affektiven Störungen, Störungen der Impulskontrolle, Anorexie, Aggression und Suizidalität. Ganz allgemein scheint der 5-HT-Stoffwechsel eine Bedeutung für Funktionen wie Nahrungs- und Flüssigkeitsaufnahme und Schmerzwahrnehmung zu besitzen.

In Tierversuchen konnte gezeigt werden, daß bei einem Teil alkoholgewöhnter Ratten durch 5-HT-Agonisten und 5-HT-Wiederaufnahmehemmer die Alkoholaufnahme vermindert wird, während eine Zerstörung von Neuronen im Bereich der Raphé zu einer Steigerung der Alkoholaufnahme führte (Soyka 1995).

Eine Reihe von Befunden bei Alkoholikern oder deren Nachkommen deuten ebenfalls auf eine mögliche Dysfunktion im Serotoninsystem Alkoholabhängiger hin (s. Tab. 9.5). So wiesen Alkoholabhängige, aber auch sog. „High-risk-Individuen" (Kinder alkoholkranker Eltern) eine erniedrigte Konzentration von 5-Hydroxyindolessigsäure (5-HIAA) im Liquor auf, die bei schweren Alkoholikern besonders niedrig war. Die Erniedrigung der 5-HIAA-Konzentration im Liquor hängt auch vom Zeitpunkt der letzten Alkoholaufnahme ab. Interessanterweise konnte durch die Gabe von 5-HT-Agonisten Craving bei Alkoholabhängigen induziert werden (George et al. 1990).

Während eine funktionelle serotonerge Dysfunktion bei zumindest einer Subgruppe von Alkoholabhängigen sehr gut belegt ist, haben sich bislang relativ wenige Untersuchungen mit der Frage beschäftigt, ob es in den Gehirnen von Alkoholikern auch zu einer Schädigung bzw. zu einem Untergang serotonerger Neurone kommt. Nach neueren Befunden von Baker et al. (1996) scheint dies zumindest bei Patienten ohne Hepatopathie und Wernicke-Korsakow-Syndrom nicht der Fall zu sein, so daß das serotonerge Defizit eher funktionell, denn neuropathologisch begründbar erscheint.

Tab. 9.5: Überblick über Studien mit weiteren möglichen Anti-Craving-Substanzen.

Tianeptin	N	
bei depressiven Alkoholikern Ivanets (1995, Abstract) (offene Prüfung, 3 mal 12,5 mg/die über 60 Tage)	35	antidepressiv wirksam vermindertes Craving
Carbamazepin		
Mueller et al. (1995, Abstract) (randomisiert, placebo-kontrolliert, Dauer 1 Jahr, Dosis??)	31	verminderte Trinkmenge nach 2 Monaten, danach kein Effekt
Nialamid		
Shaffer et al. (1964)	145	kein Effekt
L-Dopa		
George et al. (1992)	31	kein Effekt
Melperon		
Carlsson et al. (1979) (randomisiert, placebo-kontrolliert)	25	Craving nicht vermindert
γ-Hydroxybuttersäure		
Gallimberti et al. (1992)	82	erhöhte Abstinenzrate
Bromocriptin		
Borg (1983) (doppelblind, placebo-kontrolliert)		Verbesserung von Depression, Craving und Alkoholaufnahme
Dongier et al. (1991)	84	kein Effekt
Tetrabamat		
Barracund et al. (1987)	376	kein Effekt
Viloxacin		
Altamura et al. (1990)	30	kein Effekt
Phenytoin		
Kaplan et al. (1972)	50	kein sicherer Effekt
Lithium		
Fawcett et al. (1987)	104	kein Effekt

9.2.6.1 Serotoninagonisten

Zahlreiche Untersuchungen haben Hinweise für eine Dysfunktion im Serotoninsystem bei zumindest einem Teil der Alkoholabhängigen geliefert. Unter den zur Rückfallprophylaxe eingesetzten serotonergen Pharmaka liegen die überzeugendsten Ergebnisse für den Serotoninagonisten Buspiron (Bespar®) vor, der in einigen Pilotuntersuchungen die Alkoholaufnahme bzw. das Craving bei

Alkoholabhängigen vermindern konnte. Die klinischen Erfahrungen sind aber noch begrenzt (s. Kap. 2.1). Einige Untersuchungen ergaben positive Befunde (Bruno 1989, Tollefson et al 1992), eine weitere zeigte negative Ergebnisse (Malcolm et al. 1992). Die überzeugendsten Befunde lieferte eine Untersuchung an Alkoholikern mit Angstsymptomatik (Kranzler et al. 1994), die eine Verminderung sowohl der Angst als auch der Trinkmenge unter einer Therapie mit ca. 50 mg Buspiron ergab. Eine neuere placebokontrollierte Doppelblindstudie an 57 Alkoholabhängigen ohne Angsterkrankung (Behandlungsdauer 2 Wochen) zeigte einen günstigen Effekt von Buspiron auf die Psychopathologie des Patienten, nicht aber hinsichtlich des Alkoholkonsums (Malec et al. 1996).

Derzeit kann der Einsatz von Buspiron nur bei Alkoholabhängigen mit entsprechenden psychopathologischen Auffälligkeiten (ängstlich-depressives Syndrom) empfohlen werden.

Über den möglichen Nutzen anderer serotoninagonistischer Substanzen, wie z. B. Ipsapiron, liegen noch keine gesicherten Erkenntnisse vor.

9.2.6.2 Serotoninwiederaufnahmehemmer

Aussichtsreich erschien lange Zeit der Einsatz von Serotoninwiederaufnahmehemmern, die klinisch als Antidepressiva eingesetzt werden (s. Kap. 2.3). In einer Reihe von offenen und z. T. auch placebokontrollierten Doppelblindstudien haben sich verschiedene Serotoninwiederaufnahmehemmer wie Fluoxetin, Citalopram, Sertalin und Fluvoxamin in der Verminderung der Alkoholaufnahme als effektiv erwiesen (Übersicht bei Soyka 1995). Viele dieser Untersuchungen sind allerdings von kurzer Dauer und die Fallzahl klein. Die meisten Untersuchungen zur möglichen Wirksamkeit von Serotoninwiederaufnahmehemmern als Anti-Craving-Substanz wurden mit Fluvoxamin durchgeführt. Leider konnte eine große europäische placebokontrollierte Doppelblindstudie an über 500 Patienten keinen Wirksamkeitsnachweis liefern (s. dazu Böning 1996). Ärgerlicherweise sind die Ergebnisse bislang nicht publiziert worden. Negative Ergebnisse lieferte auch eine Untersuchung mit Citalopram (Balldin et al. 1994) und eine größere Doppelblindstudie mit Fluoxetin (Kranzler et al. 1995): In einer 12-wöchigen placebokontrollierten Untersuchung an 101 alkoholkranken Patienten ohne depressives Syndrom war Fluoxetin in einer Dosis von bis zu 60 mg gegenüber Placebo hinsichtlich der Beeinflussung der Trinkmenge nicht überlegen.

9.2.6.3 Serotoninantagonisten

Auch Serotonin-Antagonisten vom Typ des Ritanserin wurden als mögliche Anti-Craving-Substanzen überprüft. Trotz einiger recht überzeugender tierexperimenteller Arbeiten (Meert und Janssen 1991) lieferte eine breit angelegte placebokontrollierte Doppelblindstudie bei insgesamt hoher Haltequote der Patienten negative Ergebnisse (Böning 1996). Vergleichbares gilt für eine Untersuchung von Naranjo et al. (1995). Der $5-HT_3$-Rezeptor-Antagonist Ondansetron konnte in einer 6-wöchigen Pilotuntersuchung an 71 Patienten einen moderaten Effekt zeigen (Sellers et al. 1994).

9.2.7 Dopaminerge Pharmaka

Exkurs: Alkohol und Dopamin

Zahlreiche Befunde belegen die Bedeutung des mesolimbischen Dopaminsystems, dem sog. Belohnungssystem, für die Aufrechterhaltung von Suchtverhalten (Übersicht in Böning 1994, Cador et al. 1991). Dopamin ist ein Neurotransmitter, der verhaltens- und entwicklungsbiologisch eng mit Funktionen wie Triebregung, Sexualität und Nahrungsaufnahme verbunden ist. Stark vereinfacht wird häufig von sogenannten „Emotionstransmittern" gesprochen. Zahlreiche, wenn nicht alle Rauschdrogen, z. B. auch Psychostimulantien und Kokain wirken direkt oder indirekt auf das mesolimbische Dopaminsystem und führen im Nucleus accumbens zu einer vermehrten Dopaminausschüttung. Durch die Stimulation des Dopaminsystems kommt es zu positiv verstärkenden Wirkungen von Rauschdrogen, wie z. B. Alkohol, während chronischer Alkoholkonsum zu einer verminderten Funktion des dopaminergen Systems führt (Übersicht bei Ollat et al. 1988, Soyka 1995). Bei chronischen Alkoholikern ist vermutlich die stimulierende Wirkung von Alkohol auf die Dopaminsynthese abgeschwächt und die Dopaminfreisetzung reduziert. Es wird vermutet, daß eine dopaminerge Hypofunktion bei Alkoholkonsum zu einer vermehrten Sensitivität der Dopaminrezeptoren führt, die dann für Alkoholverlangen und Craving mitverantwortlich ist.

Der Gedanke liegt nahe, durch Pharmaka, die das Dopaminsystem beeinflussen, die Rückfallhäufigkeit bei Alkoholabhängigen zu vermindern. Dabei kommen sowohl Dopaminagonisten sowie -antagonisten zum klinischen Einsatz.

9.2.7.1 Dopaminagonisten

Bromocriptin

Eine für die Behandlung der Alkoholabhängigkeit möglicherweise interessante Substanz stellt der nicht selektive Dopaminagonist Bromocriptin (Pravidel®) dar. In einer ersten doppelblinden placebokontrollierten Untersuchung von Borg (1983) zeigte sich, daß Bromocriptin sowohl das Craving als auch die Alkoholaufnahme sowie depressive Syndrome bei Alkoholabhängigen verbessern kann. Diese Befunde konnten aber von Dongier et al. (1991) nicht repliziert werden, so daß die klinische Wirkung von Bromocriptin bislang offen ist. Die Substanz kam im übrigen nur noch in einer kleinen Untersuchung an Alkoholkranken mit komorbider antisozialer Persönlichkeitsstörung zum Einsatz (Powel et al. 1995, Penick et al. 1996), wobei sich ein leichter Effekt sowohl auf psychopathologische Symptome als auch auf alkoholrelevante Variablen zeigte. Auch angesichts des Nebenwirkungsprofils von Bromocriptin sind hier allerdings sicherlich noch weitere Untersuchungen notwendig, bevor diese Substanz gegebenenfalls als Anti-Craving-Medikament empfohlen werden könnte.

Einige Hoffnungen richteten sich eine Zeitlang auch auf einen anderen Dopaminagonisten – Lisurid. Eine placebokontrollierte Doppelblindstudie mit dem Dopaminagonisten Lisurid (1 mg/die) konnte allerdings keinen therapeutischen Effekt belegen (Untersuchung der FU Berlin, bislang nicht publiziert, Schmidt et al. 1995).

9.2.7.2 Dopaminantagonisten

Die dopaminantagonistisch wirkende Substanz Tiaprid (Tiapridex®), ein atypisches Neuroleptikum, zeigte in verschiedenen Untersuchungen, darunter einer randomisierten, placebokontrollierten Doppelblindstudie, einen Anti-Craving-Effekt (Übersicht bei Peters und Faulds 1994). Die Wirksamkeit der Substanz wurde in einer großen deutschen placebokontrollierten, doppelblinden Multizenterstudie überprüft, die Ende 1994 abgeschlossen wurde. Die Ergebnisse dieser Studie sind leider ebenfalls noch nicht publiziert worden, haben aber auch keinen Wirknachweis erbracht (M. Gastpar, persönliche Mitteilung), so daß die Befundlage bei dopaminergen Substanzen derzeit eher enttäuschend ist.

Noch nicht abgeschlossen ist eine breit angelegte Untersuchung mit dem Neuroleptikum Flupentixol (Fluanxol®), das in niedriger Dosis in Depotform als Anti-Craving-Substanz wirken soll. Die laufende Untersuchung wird erst 1997 abgeschlossen werden.

Über einige weitere Untersuchungen mit möglichen Anti-Craving-Substanzen informiert Tabelle 9.5.

9.2.8 Offene Fragen in der Therapie Alkoholabhängiger mit Anti-Craving-Substanzen

Für die Behandlung mit Acamprosat, Naltrexon, aber auch anderen sog. Anti-Craving-Substanzen ergeben sich, trotz der mitgeteilten positiven Ergebnisse klinischer Prüfungen, eine Reihe von offenen Fragen, die zum einen die Behandlungsdauer, zum anderen die Indikation bei bestimmten Patientengruppen betreffen.

Die mit Acamprosat (Campral) durchgeführten klinischen Prüfungen erstreckten sich über einen Behandlungszeitraum von 3, meist aber 6 bis 12 Mo-

naten, während für Naltrexon bislang nur Untersuchungen mit dreimonatiger Dauer publiziert wurden. Da die Rückfallrate entzogener Alkoholabhängiger in den ersten 6 bis 12 Monaten nach abgeschlossener Therapie am höchsten ist, erscheint aus klinischer Sicht eine pharmakologische Rückfallprophylaxe von Patienten gerade in diesem Zeitraum sinnvoll. Es ist aber aus klinischer Sicht nicht auszuschließen, daß bei einigen Patienten möglicherweise auch eine längere rückfallprophylaktische Behandlung indiziert sein könnte. Diesbezüglich liegen aber trotz fehlender toxikologischer Bedenken bislang kaum klinische Erfahrungen vor.

Eine zweite wichtige Frage ist, welche Patienten besonders von einer Behandlung mit Anti-Craving-Substanzen profitieren und welche nicht. Klar ist, daß nur ein Teil der Alkoholabhängigen eine solche Behandlung akzeptieren und von ihr profitieren wird. Aus klinischer Sicht mag die Behandlung mit Anti-Craving-Substanzen vor allem für sog. Frühfälle von Alkoholabhängigkeit besonders indiziert zu sein, obwohl in den klinischen Prüfungen zum Wirksamkeitsnachweis von Acamprosat und Naltrexon überwiegend langjährige Alkoholabhängige eingeschlossen wurden. Ein verläßlicher biologischer Parameter, der eine etwaige Dysfunktion im glutamatergen oder Opiatsystem anzeigen könnte, existiert bislang nicht. Zum jetzigen Zeitpunkt sollten vor allem Patienten mit subjektiv starkem Suchtdruck und wiederholt gescheiterten Abstinenzversuchen mit Anti-Craving-Substanzen behandelt werden.

Der dritte Problembereich betrifft die Verknüpfung der pharmakologischen Rückfallprophylaxe mit den „klassischen" Entwöhnungs- und Rehabilitationsmaßnahmen. Jedem in der Behandlung von Alkoholabhängigen Versierten dürfte klar sein, daß eine Behandlung mit Anti-Craving-Substanzen nur eine adjuvante Therapie darstellen kann. Es stellt sich die Frage, in welche der bekannten Rehabilitationsmaßnahmen (Verhaltenstherapie, Gesprächstherapie etc.) sich eine Therapie mit Anti-Craving-Substanzen am ehesten integrieren läßt. In den überblickten klinischen Untersuchungen war die Kooperation mit Selbsthilfegruppen überraschend problemlos; aufgrund der „no-drug"-Ideologie zahlreicher Selbsthilfegruppen muß aber daran gedacht werden, daß diese an sich so erfolgreiche Therapie im Einzelfall mit der Pharmakotherapie kollidieren kann. Hier ist vom behandelnden Arzt entsprechende Aufklärungsarbeit zu leisten.

Die klinische Praxis in den nächsten Jahren wird zeigen, welchen Stellenwert der Behandlung Alkoholabhängiger mit glutamatergen Substanzen und Opiatantagonisten zukünftig zukommen wird. Auf jeden Fall werden sich das Behandlungsspektrum und damit auch die therapeutischen Möglichkeiten bei Alkoholabhängigen deutlich erweitern.

10 Interaktionen verschiedener Pharmaka mit Alkohol

Alkohol interagiert mit zahlreichen Pharmaka (Übersicht bei Stockley 1994). Dabei spielen sowohl Veränderungen der Bioverfügbarkeit, pharmakodynamische und pharmakokinetische Interaktionen eine Rolle. In speziellen Fällen kann es zu disulfiram-ähnlichen Unverträglichkeitsreaktionen (z. B. Chloralhydrat, Tolbutamid, verschiedene Antibiotika) und toxischen Zwischenfällen kommen.

Nur relativ wenige Interaktionen sind genau untersucht worden, in den meisten Fällen liegen den Einschätzungen klinische Beobachtungen zugrunde. Wichtig ist die Verminderung der mikrosomalen Enzymaktivität in der Leber (MEOS-System) durch akute Alkoholzufuhr, was zu einer Verlängerung der Halbwertszeit und einer Verstärkung der Wirkung verschiedener Medikamentengruppen führt. Dazu gehören z. B. Benzodiazepine, Antidepressiva, Neuroleptika, Barbiturate, Opiate, Antihistaminika, Anästhetika, Antikonvulsiva, Theophyllin, Acetylsalicylsäure, orale Antidiabetika und Antihypertensiva. Längere Alkoholexposition führt dagegen zu einer Induktion des MEOS-Systems und somit zu einer schnelleren Metabolisierung einiger Substanzen, z. B. Warfarin, Phenytoin und Tolbutamid.

Viele der klinisch bekannten Interaktionen betreffen Psychopharmaka (s. dazu Benkert und Hippius 1996). Generell wird die Wirkung eher dämpfender Psychopharmaka, dazu gehören die meisten Antidepressiva und Neuroleptika, und aller Sedativa/Hypnotika (sog. „CNS depressants") durch Alkohol verstärkt.

Die in Tabelle 10.1 aufgeführten Interaktionen von Alkohol mit verschiedenen Pharmaka erheben keinen Anspruch auf Vollständigkeit, dürften aber die wichtigsten klinischen Interaktionen beinhalten. Generell sind bei der Verordnung von Medikamenten an Patienten mit Alkoholismus eine Fülle von möglichen Einflußgrößen zu bedenken, die die Wirkung eines Medikaments verstärken oder abschwächen können. Dazu gehören somatische Befunde (Magen-/Darmulcera, Hepatopathien etc.) sowie pharmakologische Interaktionen im engeren Sinne. In jedem Fall ist der Patient vor Behandlungsbeginn über mögliche Nebenwirkungen und Risiken (z. B. verminderte Fahrtüchtigkeit bei Psychopharmaka, Blutungsneigung bei Salicylaten etc.) sorgfältig aufzuklären.

Tab. 10.1: Wichtige Interaktionen von Alkohol mit Pharmaka.

Amphetamin und Metamphetamin
Fragliche Verringerung der sedierenden Effekte von Alkohol

Analgetika
Durch Acetylsalicylsäure/andere Salicylate geringe Erhöhung der Blutalkoholkonzentration, Gefahr von Magenblutungen. Bei morphin-/codeinhaltigen Analgetika Verstärkung der sedierenden und atemdepressiven Wirkung. Bei Paracetamol evtl. erhöhte Toxizität

Anticholinergika
Verstärkte Beeinträchtigung der Aufmerksamkeit bei gleichzeitiger Einnahme von Alkohol und Atropin

Antidiabetika
Nach akuter Alkoholaufnahme Verstärkung der hypoglykämischen Wirkung. Verminderung der Wirkung oraler Antidiabetika

Antiepileptika
Verstärkung der sedierenden Wirkung, evtl. Verminderung der antikonvulsiven Wirkung

Antihistaminika
Verstärkte Sedierung und Beeinträchtigung der psychomotorischen Leistungsfähigkeit vor allem bei sedierenden Antihistaminika (Promethazin, Diphenhydramin u. a.)

Barbiturate
Verstärkte Sedierung, Koordinationsstörungen, Beeinträchtiung der psychomotorischen Leistungsfähigkeit, Hangover, Gefahr von Intoxikationen

Benzodiazepine und andere Hypnotika/Sedativa
Verstärkte Sedierung, Beeinträchtigung der psychomotorischen Leistungsfähigkeit, Hangover. Gefahr von Intoxikationen
Gelegentlich paradoxe Wirkung von Benzodiazepinen

Bromocriptin
Evtl. Alkoholunverträglichkeit

Calciumantagonisten
Verapamil kann zu einer Erhöhung der BAK führen. Die Bioverfügbarkeit von Nifedipin kann gesteigert sein.

Cannabis
Die Bioverfügbarkeit von Alkohol ist verändert. Die Spitze der BAK ist vermindert und tritt verzögert auf

Cephalosporine
Bei einigen Cephalosporinen können disulfiram-ähnliche Reaktionen auftreten

Tab. 10.1: Wichtige Interaktionen von Alkohol mit Pharmaka (Fortsetzung).

Chloralhydrat
Verstärkung, evtl. sogar Potenzierung der sedierenden Effekte. Gelegentliches Auftreten von disulfiram-ähnlichen Interaktionen

Griseofulvin
Fragliche Verstärkung der Alkoholintoxikation, Alkoholunverträglichkeit

H_2-Blocker
Fragliche Erhöhung der BAK durch Cimetidin, Ranitidin und Nizatidin. Die Interaktion ist nicht gesichert. Beeinflussung der Magenfunktion durch Alkohol

Indomethazin, Phenylbutazon
Beeinträchtigung der psychomotorischen Leistungsfähigkeit

Isoniazid
Verminderung der antibakteriellen Wirkung. Beeinträchtigung speziell der Fahrtüchtigkeit, nicht der psychomotorischen Leistungsfähigkeit insgesamt. Evtl. Verstärkung einer Isoniazid-induzierten Hepatitis durch Alkohol

Lithium
Fragliche Beeinträchtigung der Koordination und Fahrtüchtigkeit

MAO-Hemmer (Typ A)
Gefahr hypertensiver Krisen bei Einnahme tyraminhaltiger Getränke (Rotwein)

Maprotilin
Verstärkte Sedierung

Meprobamat
Verstärkte Sedierung, Gefahr von Intoxikationen

Methaqualon, Diphenhydramin
Verstärkte Sedierung, Gefahr von Intoxikationen

Metoclopramid
Fragliche Verstärkung der Absorption von Alkohol und Sedierung

Metronidazol
Disulfiram-ähnliche Reaktionen

Narkotika (Opiate)
Verstärkung der zentral dämpfenden Wirkung. Gefahr von Polyintoxikationen

Tab. 10.1: Wichtige Interaktionen von Alkohol mit Pharmaka (Fortsetzung).

Neuroleptika
Verstärkung, evtl. sogar Potenzierung der zentral dämpfenden Effekte. Beeinträchtigung der psychomotorischen Leistungsfähigkeit und Fahrtauglichkeit in erster Linie durch sedierende Phenothiazine, weniger durch Haloperidol oder Sulpirid. Gefahr (supra-) additiver Verstärkung der zentral dämpfenden Effekte. Evtl. gehäuftes Auftreten extrapyramidalmotorischer Nebenwirkungen

Nonbenzodiazpin-Anxiolytika
Keine direkte Interaktion mit Buspiron, fragliche Beeinträchtigung der Fahrtauglichkeit. Verstärkte Sedierung durch Suriclon

Orale Antikoagulantien
Nach chronischem Alkoholkonsum Verminderung der Gerinnungshemmung

Paraldehyd
Verstärkte Sedierung, Gefahr von Intoxikationen

Serotoninwiederaufnahmehemmer
Die meisten Serotoninwiederaufnahmehemmer wie Fluoxetin scheinen nicht mit Alkohol zu interagieren. Fraglich geringe Beeinträchtigung der Aufmerksamkeit durch Fluvoxamin

Sympatholytika
Tolazolin: Disulfiram-ähnliche Reaktionen. Erhöhte Gefahr orthostatischer Reaktionen bei Tolazolin und Propanolol.
Verstärkung der blutdrucksenkenden Wirkung durch Alkohol. Bei Reserpin, Methyldopa und Clonidin wird deren sedierende Wirkung durch Alkohol verstärkt

Sympathomimetika
Geringe Verminderung der Wirkung von Adrenalin und Noradrenalin

Trazodon
Beeinträchtigung der psychomotorischen Leistungsfähigkeit

Tri- und tetrazyklische Antidepressiva
Verstärkung der zentral dämpfenden Wirkung und psychomotorischen Leistungsfähigkeit. Die klarsten Befunde liegen für Amitriptylin, Doxepin und Mianserin vor. Plasmaspiegel von Trizyklika können z. T. erniedrigt (Amitriptylin, Imipramin), z. T. erhöht sein. Verstärkung der Nebenwirkungen im Magen-Darm-Kanal. Cave Intoxikationen!

Urikosurika
Verminderung der urikosurischen Wirkung

Vitamin B$_{12}$
Hemmung der enteralen Resorption

Zytostatika
Bei Methotrexat, Aminopterin und anderen: Gefahr von Atemlähmung und Koma. Evtl. Verstärkung der hepatotoxischen Wirkung

Literatur

Adachi Y, Bradford BU, Gao W, Bojes HK, Thurman RG (1994): Inactivation of Kupffer cells prevents early alcohol-induced liver injury. Hepatology 20: 453–460

Agarwal DP (1995): Biologische/genetische Marker für Alkoholismus. In: Soyka M (Hrsg): Biologische Alkoholismusmarker. Weinheim London: Chapman & Hall: 9–20

Alldredge BK, Lowenstein PH, Simon RP (1989): Placebo-controlled trial of intravenous diphenylhydantoin for short-term treatment of alcohol withdrawal seizures. Am J Med 87: 645–648

Altamura AC, Mauri MC, Girardi T, Panetta B (1990): Alcoholism and depression: a placebo-controlled study with Viloxazine. Int J Clin Pharmacol Res X(5): 293–298

Alterman Al, Hayashida M, O'Brien CP (1988): Treatment response and safety of ambulatory medical detoxification. J Stud Alcohol 49: 160–166

Annis HM, Peachey JE (1992): The use of calcium carbimide in relapse prevention counselling: results of a randomized controlled trial. Br J Addict 87: 63–72

Anton RF, Moak DH, Latham PK (1996): The obsessive compulsive drinking scale. A new method of assessing outcome in alcoholism treatment studies. Arch Gen Psychiatry 53: 25–231

Ashley MJ, Olin JS, Le Riche WH, Kornaczewski A, Schmidt W, Rankin JW (1977): Morbidity in alcoholics: evidence for accelerated development of physical disease in women. Arch Intern Med 137: 883–887

Aulhorn E (1989): Die Tabak-Alkohol-Amblyopie: In: Schied HW, Heimann H, Mayer K (Hrsg.): Der chronische Alkoholismus. Grundlagen, Diagnostik, Therapie. Stuttgart New York, Gustav Fischer: 163–174

Babor TF, Hofmann M, DelBoca FK, Hesselbrock V, Meyer RE, Dolinsky ZS, Rounsaville B (1992): Types of alcoholics, I. evidence for an empirically derived typology based on indicators of vulnerability and severity. Arch Gen Psychiatry 49: 599–608

Baines DR, Hurt D, Morse RM (1982): Peptic ulcer disease in alcoholics. Alcoholism 6: 135

Balldin J, Berggren U, Engel J, Eriksson M (1994): Neuroendocrine evidence for reduced serotonergic neurotransmission during heavy drinking. Alcohol Clin Exp Res 18: 822–825

Ballenger JC, Post RM (1978): Kindling as a model for alcoholic withdrawal syndromes. Br J Psychiatry 133. 1–14

Banger M, Benkert O, Röschke J, Herth T, Hebenstreit M, Phillip M, Aldenhoff JB (1992): Nimodipine in acute alcohol withdrawal state. J Psychiatr Res 26: 117–123

Barrucand D, Paille F, Gillet C (1987): Le syndrome subaigu de sevrage et son traitement chez le malade alcoolique. Bull Soc Fr D'alcool. Septembre (numéro special): 17–26

Bauer U, Wolfram H, Strzata A, Neise U, Kühne G-E (1996): Langzeit-Katamnesen Alkoholabhängiger über 10 bis 14 Jahre nach stationärer viermonatiger Entwöhnungsbehandlung – Erfolgsmerkmale und Mortalität. Sucht 41. 384–393

Begleiter H, Porjesz B (1979): Persistence of a „subacute withdrawal syndrome" following chronic ethanol intake. Drug Alcohol Depend 4: 353–357

Benkert O, Hippius H (1996): Psychiatrische Pharmakotherapie, 6. Auflage. Berlin Heidelberg New York: Springer

Berlin I, Said S, Spreux-Varoquanx O, Launay J-M, Olivares R, Millet V, Lecrubier Y, Puech AJ (1995): A reversible monoamine oxidase A inhibitor (moclobemide) facilitates smoking cessation and abstinence in heavy, dependent smokers. Clin Pharmacol Ther 58: 444–452

Berr F, Wiebecke B (1994): Die akute Alkoholhepatitis. Dt. Ärzteblatt 91: B-2107–2110

Besson J, Aeby F, Kasas A, Fendl A, Lehert P (1994): Combined efficavy of acamprosate and disulfiram for enhancing abstinence of chronic alcoholic patients during a one year post detoxification period. Neuropsychopharmacology 10.3 (Suppl. 2): 74

Beutel M, Reeck UH (1995): Rehabilitation von Alkoholabhängigen. In: Seitz HK, Lieber CS, Simanowski UA (Hrsg): Handbuch Alkohol Alkoholismus Alkoholbedingte Organschäden. Leipzig Heidelberg: Johann Ambrosius Barth: 591–606

Bird G (1991): Can't treat, won't treat? Alcoholic liver disease. Br J Adict 86: 698–700

Blum K, Topel H (1986): Opioid peptides and alcoholism: genetic deficiency and chemical management. Functional Neurology 1: 71–83

Bode JC (1995): Klinik und Therapie alkoholischer Leberschäden. In: Seitz HK, Lieber CS, Simanowski UA (Hrsg): Handbuch Alkohol Alkoholismus

Alkoholbedingte Organschäden. Leipzig Heidelberg: Johann Ambrosius Barth: 237–259

Bohn MJ, Hersh D (1994): Drugs for the treatment of psychiatric comorbidity in alcoholics: recent developments. In: Born GVR, Cuatrecasas P, Ganten D, Herken H, Melmon KI (eds): The Pharmacology of alcohol Abuse. Handbook of Experimental-/ Pharmacology Vol. 114. Berlin Heidelberg New York: Springer: 416–441

Bohn MJ, Kranzler HR, Beazoglou D, Staehler BA (1994): Naltrexone and brief counseling to reduce heavy drinking. Am J Addict 3: 91–99

Bone GHA, Majchrowicz E, Martin PR et al. (1989): A comparison of calcium antagonists and diazepam in reducing alcohol withdrawal tremors. Psychopharmacology 99: 386–388

Böning J (1992): Pathophysiologische und klinische Grundlagen medikamentöser Rückfallprophylaxe bei Abhängigkeitserkrankungen. In: Riederer P, Laux G, Pöldinger W (Hrsg): Neuropsychopharmaka Bd. 6. Berlin Heidelberg New York: Springer: 158–188

Böning J (1994): Warum muß es ein „Suchtgedächtnis" geben? Klinische Empirie und neurobiologische Argumente. Sucht 40: 244–252

Böning J (1996): Supportive medikamentöse Rückfallprophylaxe bei der Alkoholabhängigkeit. Nervenheilkunde 15: 72–79

Borg V (1983): Bromocriptine in the prevention of alcohol abuse. Acta Psychiatr Scand 68: 100–110

Brady KT, Sonne SC, Anton R, Ballenger JC (1995): Valproate in the treatment of acute bipolar affective episodes complicated by substance abuse: a pilot study. J Clin Psychiatry 56: 118–121

Bratzke H, Neumann K (1989): Zentrale pontine Myelinolyse. Morphologie und forensische Relevanz. Z Rechtsmed 102: 79–97

Brewer C (1986): Supervised disulfiram treatment in alcoholism. Br Med J 299: 471–472

Brown SA, Inaba RK, Gillin C, Schuckit M, Stewart MA, Irwin MR (1995): Alcoholism and affective disorder: clinical course of depressive symptoms. Am J Psychiatry 152: 45–52

Bruno F (1989): Buspirone in the treatment of alcoholic patients. Psychopathology 22 (Suppl 1): 49–59

Bucholz KK, Cadoret R, Cloninger CR, Dinwiddie SH, Hesselbrock VM, Nurnberger JI, Reich T, Schmidt I, Schuckit MA (1994): A new, semi-structured psychiatric interview for use in genetic linkage studies: a report on the reliability of the SSAGA. J Stud Alcohol 55: 149–158

Burkhardt E (1989): Intoxikation mit Carbamazepin bei bestehender Alkoholabhängigkeit in suizidaler Absicht – Eine Kasuistik. In: Müller-Oerlinghausen B, Haas S, Stoll K-D (Hrsg): Carbamazepin in der Psychiatrie. Stuttgart New York: Thieme: 79–80

Bush B, Shaw S, Cleary P, Delbanco TL, Aronson MJ (1986): Screening for alcohol abuse using the CAGE questionnaire. Am J Med 82: 231

Cador M, Taylor JR, Robbins TW (1991): Potentiation of the effects of reward-related stimuli by dopaminergic-dependent mechanisms in the nucleus accumbens. Psychopharmacology 104: 377–385

Camargo CA (1989): Moderate alcohol consumption and stroke. The epidemiologic evidence. Stroke 20: 1611–1626

Carlsson C, Gullberg B, Höstery U, Cristensson E (1979): A double-blind study of melperone and placebo in hospitalized chronic alcoholics in postintoxication phase. Int J Clin Pharmacol Biopharm 17: 341–345

Castaigne P, Buge A, Cambier J, Escourolle R, Rancurel G (1971): La maladie de Marchiafava-Bignami:Étude anatomoclinique de dix observations. Rev Neurol 125: 179–196

Castaneda R, Cushman P (1989): Alcohol withdrawal: a review of clinical management. J Clin Psychiatry 50: 278–284

Charness ME, Simon RP, Greenberg DA (1989): Ethanol and the nervous system. N Engl J Med 321: 442–454

Chick J, Gough K, Falkowski W, Kershaw P, Hore B, Mehta B, Ritson B, Ropner R, Torley D (1992): Disulfiram treatment of alcoholism. Br J Psychiatry 161: 84–89

Childress AR, Holk AV, Ehrmann RN, Robins SJ, McLellan AT, O'Brien CP (1993): Cue reactivity and cue reactivity interventions in drug dependence. NIDA Research Monograph 137: 73–93

Ciraulo DA, Alderson LM, Chapron DJ, Jaffe JH, Subbarao B, Kramer PA (1982): Imipramine disposition in alcoholics. J Clin Psychopharmacol 2: 2–7

Ciraulo DA, Barnhill J, Boxenbaum H (1985): Pharmakokinetic interaction of disulfiram and antidepressants. Am J Psychiatry 142: 1373–1374

Ciraulo DA, Barnhill JG, Jaffe JH (1988): Clinical pharmacokinetics of imipramine and desimipramine in alcoholics and normal volunteers. Clin Pharmacol Ther 43: 509–518

Ciraulo DA, Barnhill JG, Jaffe JH et al. (1990): Intravenous pharmakokinetics of 2-hydroxyimipramine in alcoholics and normal controls. J Stud Alcohol 51: 366–372

Cloninger CR, Bohman M, Sigvardsson S (1981): Inheritance of alcohol abuse: Cross-fostering analysis of adopted men. Arch Gen Psychiatry 38: 861–868

Coelho-Little ME, Jeffers LJ, Bernstein DE, Goodman JJ, Reddy, de Medina M, Li X, Hill M, La Rue S, Schiff ER (1995): Hepatitis C virus in alcoholic patients with and without clinically apparent liver disease. Alcohol Clin Exp Res 19: 1173–1178

Collins GB, Brosnihan B, Zuti RA, Messina M, Gupta MK (1992): Neuroendocrine, fluid balance, and thirst responses to alcohol in alcoholics. Alcohol Clin Exp Res 16: 228–233

Collins I, Lloyd G (1992): Psychiatric aspects of liver disease. Br J Psychiatry 161: 12–22

Conde-Martel A, Gonzalez-Reimers E, Santolaria-Fernandez F, Romero-Perez JC, Gonzalez-Hernandez T (1992): Pathogenesis of alcoholic myopathy: roles of ethanol and malnutrition. Drug Alcohol Depend 30: 101–110

Cornelius J, Salloum IM, Cornelius MD, Perel JM, Thase ME, Ehler JG, Mann JJ (1993): Fluoxetine trial in suicidal depressed alcoholics. Psychopharm Bull 29: 195–199

Cornelius JR, Fisher BW, Salloum IM, Cornelius MD, Ehler JG (1992): Fluoxetine trial in depressed alcoholics. Alcohol Clin Exp Res 16: 362

Costello RM (1975): Alcoholism treatment and evaluation: In search of methods. Int J Addict 10: 251–275

Cox BJ, Norton GR, Swinson RP, Endler NS (1990): Substance abuse and panic-related anxiety: A critical review. Behav Res Ther 28: 385–393

Crane DL (1977): Manic depressive disease in alcoholism. In: Seixas FA (ed): Currents in Alcoholism, Vol 2. New York: Grune & Stratton

Croop RS, Chick J (1996): American and european trials of naltrexone. Paper given at the symposion „International Update: New findings on promising medications". Joint Scientific Meeting 8th ISBRA Congress and RSA Meeting. Washington, June 25, 1996

Croop RS, Labriola DF, Wroblewski JM, Nibbelink DW (1995): A multicenter safety study of naltrexone as adjunctive pharmacotherapy for individuals with alcoholism. Alcohol Clin Exp Res 19: 16A

Davies D (1962): Normal drinking in recovered alcohol addicts: Q J Stud Alcohol 23: 94–104

de la Fuente J-R, Morse RM, Niven RG, Ilstrup DM (1989): A controlled study of lithium carbonate in the treatment of alcoholism. Maxo Clin Proc 64: 177–180

Diagnostisches und Statistisches Manual Psychischer Störungen DSM-IV: übersetzt nach der vierten Auflage des Diagnostic and statistical manual of mental disorders der American Psychiatric Association/Dt. Bearbeitung und Einführung von Henning Saß, Hans-Ulrich Wittchen und Michael Zaudig. Göttingen Bern Toronto Seattle: Hogrefe: 1996

DiChiara G, Imperato A (1988): Drugs abused by humans preferentially increase synaptic dopamine concentrations in the mesolimbic system of freely moving rats. Proc Natl Acad Sci USA 85: 5274–5278

Dittmar G (1994): Das Alkoholdelir – ein potentiell lebensbedrohlicher Zustand. Fortschr Med 112: 274–276

Dixon L, Haas G, Weiden PJ, Sweeney J, Frances AJ (1991): Drug abuse in schizophrenic patients: clinical correlates and reasons for use. Am J Psychiatry 148: 224–230

Dixon L, Weiden PJ, Haas G, Sweeney J, Frances AJ (1992): Increased tardive dyskinesia in alcohol-abusing schizophrenic patients. Compr Psychiatry 33: 121–122

Dongier M, Vachon L, Schwartz G (1991): Bromocriptine in the treatment of alcohol dependence. Alcohol Clin Exp Res 15: 970–977

Dorus W, Ostrow DG, Anton R, Cushman P, Collins JF, Schaefer M, Charles HL, Desai P, Hayashida M, Malkerneker U, Willenbring O, Fiscella R, Sather MR (1989): Lithium therapy of depressed and non-depressed alcoholics. JAMA 262: 1646–1652

Doss MO, Sieg I (1995): Alkohol und Porphyrinstoffwechsel. In: Seitz HK, Lieber CS, Simanowski UA (Hrsg): Handbuch Alkohol Alkoholismus Alkoholbedingte Organschäden. Leipzig Heidelberg: Johann Ambrosius Barth: 167–189

Drake RE, McHugo GJ, Noordsy DL (1993): Treatment of alcoholism among schizophrenic outpatients: 4-year outcomes. Am J Psychiatry 150: 328–329

Drake RE, Osher FC, Wallach MA (1989): Alcohol use and abuse in schizophrenia. J Nerv Ment Dis 177: 408–414

Duberstein PR, Conwell Y, Caine ED (1993): Interpersonal stressors, substance abuse, and suicide. J Nerv Ment Dis 181: 80–85

Dufeu P, Kuhn S, Schmidt LG (1996): Prüfung der Gütekriterien einer deutschen Version des „Tridimensional Personality Questionnaire (TPQ)" von Cloninger bei Alkoholabhängigen. Sucht 41: 395–405

Duffy J, Kreitman N (1993): Risk factors for suicide and undetermined death among in-patient alcoholics in Scotland. Addiction 88: 757–766

Dürr HK (1978): Alkoholschädigung des Pankreas. Internist 19: 123

Egberts EH (1993): Hepatische Enzephalopathie. In: Schüttler R (Hrsg): Organische Psychosyndrome. Tropon-Symposion Bd VIII. Berlin Heidelberg New York: Springer: 183–194

Emrick CD (1974): A review of psychologically oriented treatment of alcoholism. I. The use and interrelationship of outcome criteria and drinking behavior following treatment. Q J Stud Alcohol 35: 88

Emrick CD (1989): Alcoholics Anonymous: membership characteristics and effectiveness as treatment. Recent Dev Alcohol 7: 337–353

Enoch MD, Trethowan WH (1979): The Othello syndrome. In: Enoch MD, Trethowan WH (eds): Uncommon Psychiatric Syndromes. Bristol: Wright: 36–49

Ermann M (1995): Psychotherapeutische und psychosomatische Medizin. Stuttgart: Kohlhammer

Estrin WJ (1987): Alcoholic cerebellar degeneration is not a dose-dependent phenomenon. Alcohol Clin Exp Res 11: 372–375

Ewing JA (1984): Detecting alcoholism: The CAGE questionnaire. JAMA 252: 1905–1907

Ewusi-Mensah I, Saunders JB, Wodak AD, Murray RM, Williams R (1983): Psychiatric morbidity in patients with alcoholic liver disease. Br Med J 287: 1417–1419

Fagius J, Osterman PO, Wiholm B-E (1985): Guillain-Barre syndrome following zimelidine treatment. J Neurol Neurosurg Psychiatry 48: 65–69

Fawcett J, Clark DC, Aagesen CA et al. (1987): A double-blind, placebo-controlled trial of lithium carbonate therapy for alcoholism. Arch Gen Psychiatry 44: 248–256

Feuerlein W (1989): Alkoholismus – Mißbrauch und Abhängigkeit. 4. Auflage Stuttgart New York: Thieme

Feuerlein W (1996): Zur Mortalität von Suchtkranken. In: Mann K, Buchkremer G (Hrsg): Sucht: Grundlagen, Diagnostik, Therapie. Stuttgart: Gustav Fischer: 213–230

Feuerlein W, Küfner H (1989): A prospective multicenter study on inpatient treatment for alcoholics: 18- and 48-months follow-up (Munich Evaluation for Alcoholism Treatment, MEAT): Eur Arch Psychiatry Neurol Sci 239: 144–157

Feuerlein W, Ringer CH, Küfner H, Antons K (1977): Diagnose des Alkoholismus. Der Münchner Alkoholismustest (MALT): Muench Med Wochenschr 119: 1275–1282

Fichter MM (1990): Verlauf psychischer Erkrankungen in der Bevölkerung. Berlin Heidelberg New York: Springer

Fichter MM, Frick U (1992): Therapie und Verlauf von Alkoholabhängigkeit. Berlin Heidelberg New York: Springer

Fischman MW. Foltin RW, Nestadt G, Pearlson GD (1990): Effects of desimipramine maintenance on cocaine self-administration by humans. J Pharmacol Exp Ther 253: 760–770

Fleischhacker WW, Günther V, Barnas Ch, Lieder F, Miller C (1986): Piracetam in alcoholic organic mental disorders: a placebo controlled study comparing two dosages. Int J Psychopharmacol 1: 210–215

Fowler JS, Volkow ND, Wang G-J, Pappas N, Logan J, MacGregor R, Alexof D, Shea C, Schlyer D, Wolf AP, Warner D, Zezulkova I, Cliento R (1996): Inhibition of monoamine oxidase B in the brains of smokers. Nature 379: 733–736

Fried R (1980): Biochemical actions of anti-alcoholic agents. Subst Alcohol Actions/Misuse 1: 5–27

Fuller RK, Branchey L, Brightwell DR, Derman RM, Emrick CD, Iber FL, James KE, Lacoursiere RB, Lee KK, Lowenstamm I, Manny I, Neiderhiser D, Nocks S, Shaw JJ (1986): Disulfiram treatment of alcoholism: a veterans administration cooperative study. JAMA 256: 1449–1455

Gallimberti L, Canton G, Gentile N et al. (1989): Gamma-hydroxybutyric acid for treatment of alcohol withdrawal syndrome. Lancet II: 787–789

Gallimberti L, Ferri M, Ferrara SD, Fadda F, Gessa GI (1992): Gamma-Hydroxybutyric acid in the treatment of alcohol dependence: a double blind study. Alcohol Clin Exp Res 16: 673–676

Geller B, Cooper TB, Watts HE, Cosby CM, Fox LW (1992): Early findings from a pharmacokinetically designed, double-blind, placebo-controlled study of lithium for adolescents with comorbid bipolar and substance dependence disorders. Prog Neuropsychopharmacol Biol Psychiatry 16: 281–299

George DT, Adinoff B, Ravitz B, Nutt DJ, DeJong J, Berrettini W, Mefford IN, Costa E, Linnoila M (1990b): A cerebrospinal fluid study of the pathophysiology of panic disorder associated with alcoholism. Acta Psychiatr Scand 82: 1–7

George DT, Lindquist T, Rawlings RR, Eckhardt MJ, Moss H, Mathis C, Martin PR, Linnoila M (1992): Pharmacologic maintenance of abstinence in patients with alcoholism: no efficacy of 5-hydroxytryptophan or levodopa. Clin Pharmacol Ther 52: 553–560

George DT, Nutt DJ, Dwyer BA, Linnoila M (1990): Alcoholism and panic disorder: is the comorbidity more than coincidence? Acta Psychiatr Scand 81: 97–107

Gilg T, Deinl I, Grundner H, Soyka M (1995): Stellenwert von Begleitstoffanalytik (Methanol, Isopropanol) und CD-Transferrin (CDT) in der Alkoholismusdiagnostik. In: Soyka M (Hrsg): Biologische Alkoholismusmarker. Weinheim London: Chapman & Hall: 45–91

Glue P, Nutt D (1990): Overexcitement and disinhibition. Dynamic neurotransmitter interactions in alcohol withdrawal. Br J Psychiatry 157: 491–499

Goebell H, Bode C, Bastian R, Strohmeyer G (1970): Klinische asymptomatische Funktionsstörungen des exokrinen Pankreas bei chronischen Alkoholikern. Dtsch Med Wschr 95: 808

Goodwin FK, Jamison KR (1990): Manic depressive illness. New York: Oxford University Press

Gottesleben A, Willemsen D, Wolf C (1995): Retardiertes Carbamazepin in der Therapie des alkoholischen Prädelirs. Akt Neurol 22: 60–65

Graham JR, Woodhouse D, Read FH (1971): Massive thiamine dosage in an alcoholic with cerebellar cortical degeneration. Lancet 2: 107

Gross MM, Hastey JM (1975): A note on REM rebound during experimental alcohol withdrawal in alcoholics. Adv Exp Med Biol 59: 509–521

Gross MM, Hastey JM (1976): Sleep disturbances in alcoholism. In: Tarter RE, Sugerman AA (eds): Alcoholism. London: Addison-Wessley: 257–307

Gross MM, Rosenblatt SM, Malenowski B, Broman M, Lewis ERN (1971): A factor analytic study of the clinical phenomena in the acute alcohol withdrawal syndromes. Toronto: Press of Addiction Res. Foundation

Grüngreiff K (1996): Zinkmangel und hepatische Enzephalopathie. Med Welt 47: 23–27

Harper C (1979): Wernicke's encephalopathy: a more common disease than realised. A neuropathological study of 51 cases. J Neurol Neurosurg Psychiatry 42: 226–231

Hasegawa K, Mukasa H, Nakazawa Y, Kodama H, Nakamura K (1991): Primary and secondary depression in alcoholism – clinical features and family history. Drug and Alcohol Depend 27: 275–281

Hayashida M, Alterman AI, McLellan T et al. (1989): Comparative effectiveness and costs of inpatient and outpatient detoxification of patients with mild-to-moderate alcohol withdrawal syndrome. N Engl Med 320: 358–365

Helzer JD, Pryzbeck TR (1988): The co-occurence of alcoholism with other psychiatric disorders in the general population and its impact on treatment. J Stud Alcohol 49: 219–224

Hines JD (1980): Effects of alcohol in inborn errors of metabolism. Porphyria cutanea tarda and hemochromatosis. Semin Hematol 17: 113–118

Homann N, Seitz HK (1996): Alkohol und Krebs. Klinikarzt 7/8: 216–219

Howard MO, Elkins RL, Rimmele C, Smith JW (1991): Chemical aversion treatment of alcohol dependence. Drug Alcohol Depend 29: 197–143

Hrubec Z, Omenn GS (1981): Evidence of genetic disposition to alcoholic cirrhosis and psychosis: Twin concordances for alcoholism and its biological end points by zygosity among male veterans. Alcohol Clin Exp Res 5: 207–215

Hudson CJ (1981): Tricyclic antidepressants and alcoholic blackouts. J Nerv Ment Dis 169: 381–382

IARC (1988): IARC monographs on the evaluation of carcinogenic risks to humans: alcohol drinking, Vol 44. Lyon: WHO IARC

Irvin ME, Dreyfus E, Baird S, Smith TL, Schuckit M (1988): Testosterone in chronic alcoholic men. Br J Addict 83: 949–953

Ishak KG, Zimmerman HJ, Ray MB (1991). Alcoholic liver disease, pathologic, pathogenetic and clinical aspects. Alcohol Clin Exp Res 15: 45–66

Ivanets NN (1995): The use of tianeptine in treating alcoholism. Alcohol Clin Exp Res 19 (Suppl.): 17A (Abstract-Nr. 80A)

Jaffe JH, Kranzler HR, Ciraulo DA (1992): Drugs used in the treatment of alcoholism. In: Mendelson JH, Mello NK (eds): Medical diagnosis and treatment of alcoholism. New York: McGraw-Hill: 421–461

Jellinek (1960): The disease concept of alcoholism. New Haven: Hillhouse

Johnson CD, Bernard JP (1995): Pathophysiologie der alkoholinduzierten Pankreatitis. In: Handbuch Alkohol Alkoholismus Alkoholbedingte Organschäden. Leipzig Heidelberg: Johann Ambrosius Barth: 261–272

Kaplan R, Blume S, Rosenberg S, Pitrelli J, Turner WJ (1972): Phenytoin, metronidazole and multivitamins in the treatment of alcoholism. Q J Stud Alcohol 33: 94–104

Karno M, Golding JM, Sorenson SB et al. (1988): The epidemiology of obsessive compulsive disorders in five US communities. Arch Gen Psychiatry 45:1094–1099

Kawamura M, Shiota J, Yagishita T, Hirayama K (1985): Marchiafava-Bignami disease: computed tomographic scan and magnetic resonance imaging. Ann Neurol 18: 103

Keeler MH, Taylor CI, Killer WC (1979): Are all recently detoxified alcoholics depressed? Am J Psychiatry 136: 586–588

Keller MB, Lavori PW, Coryell W et al: (1986): Differential outcome of pure mania, mixed/cycling, and pure depressive episodes in patients with bipolar illness. JAMA 255: 3138–3142

Kellner R, Rada RT (1979): Pharmacotherapy of personality disorders. In: Davis JM, Greenblatt D (eds): Psychopharmacology update: new and neglected areas. New York: Grune & Stratton: 29–63

Kingsbury SJ, Salzman C (1990): Disulfiram in the treatment of alcoholic patients with schizophrenia. Hosp Community Psychiatry 41: 133–134

Kissin B (1975): Use of psychoactives in the long-term treatment of chronic alcoholics. Ann NY Acad Sci 252: 385–395

Kissin B (1983): The disease concept of alcoholism. In: Smart RG, Glaser FB, Israel Y, Kalant H, Popham RE, Schmidt W (Eds): Research advances in alcohol and drug problems. Vol. 7. New York: Plenum Press: 93–126

Klein C-P, Kalk J-F, Mütting D, Klein C-G (1993): Einfluß von Alkohol auf die Hämodynamik der Pfortader bei nutritiv-toxischer Leberzirrhose. Dtsch Med Wschr 118: 89–93

Knorring ALvon, Bohman M, von Knorring L, Oreland L (1985): Platelet MAO activity as a biological marker in subgroups of alcoholism. Acta Psychiatr Scand 72: 51–58

Knorring L von, von Knorring AL, Smigan L, Lindberg U, Edholm M (1987): Personality traits in subtypes of alcoholics. J Stud Alcohol 48: 523–527

Knudsen P, Vilmar T (1984): Cannabis and neuroleptic agents in schizophrenia. Acta Psychiatr Scand 69: 162–174

Körkel J (1996): Rückfall in das Suchtverhalten: wissenschaftliche Befunde und praktische Implikationen. Psycho 22: 434–443

Körkel J, Lauer G, Scheller R (1995): Sucht und Rückfall. Brennpunkte deutscher Rückfallforschung. Stuttgart: Enke-Verlag

Kornhuber J, Kornhuber HH, Backhaus B, Kornhuber A, Kaiserauer C, Wanner W (1989): GGT-Normbereich bisher falsch definiert: Zur Diagnostik von Bluthochdruck, Adipositas und Diabetes infolge „normalen" Alkoholkonsums. Versicherungsmedizin 3: 78–81

Kornhuber J, Weller M (1996): Neue therapeutische Möglichkeiten mit niederaffinen NMDA-Rezeptoren. Nervenarzt 67: 77–82

Krämer G, Rothacker G, Theison M (1989): Intoxikation bei ambulanter Therapie eines Alkoholentzugssyndroms mit Carbamazepin in Retardform.

In: Müller-Oerlinghausen B, Haas S, Stoll K-D (Hrsg): Carbamazepin in der Psychiatrie. Stuttgart New York: Thieme: 76–78

Kranzler HR, Burleson JA, Brown J, Babor TF (1996): Type B alcoholics have poorer drinking-related outcomes with fluoxetine treatment. Alcohol Clin Exp Res 20 (Suppl.): 89 (Abstract Nr. 516)

Kranzler HR, Burleson JA, Del Boca FK, Babor TF, Korner P, Brown J, Bohn MJ (1994): Buspirone treatment of anxious alcoholics. A placebo-controlled trial. Arch Gen Psychiatry 51: 720–731

Kranzler HR, Burleson JA, Korner P, Del Boca FK, Bohn MJ, Brown J, Liebowitz N (1995): Placebo-controlled trial of fluoxetine as an adjunct to relapse prevention in alcoholics. Am J Psychiatry 152: 391–397

Kranzler HR, Del Boca FK, Korner P, Brown J (1990): Fluvoxamine is poorly tolerated by alcoholics. In: Naranjo CA, Sellers EM (eds): Novel pharmacological interventions for alcoholism. Berlin Heidelberg New York: Springer: 304–308

Kranzler HR, Escobar R, Lee D-K, Meza E (1996): Elevated rates of early discontinuation from pharmacotherapy trials in alcoholics and drug abusers. Alcohol Clin Exp Res 20: 16–20

Kranzler HR, Myers RE (1989): An open trial of buspirone in alcoholics. J Clin Psychopharmacol 9: 379–380

Krasner N, Moore MR, Goldberg A, Booth JCD, Frame AH, McLaren AD (1976): A trial of fenfluramine in the treatment of the chronic alcoholic patient. Br J Psychiatry 128: 346–353

Krypsin-Exner K (1974): Wirkung von Kavain bei Alkoholkranken in der Entziehungsphase. Muench Med Wochenschr 116: 1557–1560

Krystal JH, Leaf PJ, Bruce ML, Charney DS (1992): Effects of age and alcoholism on the prevalence of panic disorder. Acta Psychiatr Scand 85: 77–82

Krystal JH, Webb E, Cooney N, Kranzler HR, Charney DS (1994): Specificity of ethanol-like effects elicited by serotonergic and noradrenergic mechanisms. Arch Gen Psychiatry 51: 898–911

Küfner H, Feuerlein W (1989): In-patient treatment for alcoholism. A multicenter evaluation study. Berlin Heidelberg New York: Springer

Küfner H, Feuerlein W, Huber M (1988): Die stationäre Behandlung von Alkoholabhängigen: Ergebnisse der 4-Jahres-Katamnesen, mögliche Konsequenzen für Indikationsstellung und Behandlung. Suchtgefahren 34: 157–272

Kumar S, Stauber TE, Gavaler JS, Basista MH, Dindzans V, Schade RR, Rabinovitz M, Tarter RE, Gordon R, Starzl TE, Van Thiel DH (1990): Orthopic liver transplantation for alcoholic liver disease. Hepatology 112: 159–163

Kunkel E (1987): Kontrolliertes Trinken und Abstinenz – Therapieziele bei Alkoholikern. Suchtgefahren 33: 389–404

Kurella B, Heitmann A, Dornmann S (1990a): Schlafpolygraphische Untersuchungen und subjektive Schlafeinschätzungen bei abstinenten Alkoholikern. Z Klin Med 45: 1519–1522

Kurella B, Heitmann A, Dormann S, Meister K (1990b): Besonderheiten des Schlafes bei abstinenten Alkoholikern. Vergleich alkohol- und altersbedingter Tiefschlafreduktion. Z EEG EMG 21: 157–160

Kushner MG, Sher KJ, Beitman BD (1990): The relationship between alcohol problems and the anxiety disorders. Am J Psychiatry 147: 685–695

Lachner G, Wittchen H-U (1996): Das Composite International Diagnostic Interview Substance Abuse Module (CIDI-SAM). In: Mann K, Buchkremer G (Hrsg): Sucht – Grundlagen, Diagnostik, Therapie. Stuttgart Jena New York: Gustav Fischer: 147–156

Ladewig D, Knecht T, Lehert P et al (1993): Acamprosat – ein Stabilisierungsfaktor in der Langzeitentwöhnung von Alkoholabhängigen. Ther Umschau 59: 182–188

Langlais PJ, Mair RG (1990): Protective effects of the glutamate antagonist MK-801 on pyrithiamine-induced lesions and amino acid changes in rat brain. J Neurosci 10: 1664–1674

Langlais PJ, Mair RG, Whalen PJ, McCourt W, McEntee WJ (1988): Memory effect of DL-threo-3,4-dihydroxy-phenylserine (DOPS) in human Korsakoff's disease. Psychopharmacology 95: 250–254

Langohr HD, Tröster H, Zimmermann CW (1989): Alkoholenzymopathie der Muskulatur. In: Schied HW, Heimann H, Mayer K (Hrsg): Der chronische Alkoholismus. Grundlagen, Diagnostik, Therapie. Stuttgart New York: Gustav Fischer: 229–238

LaPorte RE, Cresanta JK, Kuller LH (1980): The relationship of alcohol consumption to arteriosclerotic heart disease. Prev Med 9: 22

Larson EW, Olincy A, Rummans TA, Morse RM (1992): Disulfiram treatment of patients with both alcohol dependence and other psychiatric disorders: a review. Alcohol Clin Exp Res 16: 125–130

Laureno R, Karp BI (1988): Pontine and extrapontine myelinolysis following rapid correction of hyponatraemia. Lancet 1: 1439

Lee MC, Wagner HN, Tanada S, Frost JJ, Bice AN, Dannals RF (1988): Duration of occupancy of opiate receptors by naltrexone. J Nucl Med 29: 1207–1211

Lesch OM (1985): Chronischer Alkoholismus. Typen und ihr Verlauf – eine Langzeituntersuchung. Stuttgart New York: Thieme

Levy RJ (1958): The psychodynamic functions of alcohol. Quart J Stud Alcohol 19: 649

Lhuintre JP, Daoust M, Moore N, Chretien P, Saligaut C, Tran G, Boismare F, Hillemand B (1985): Ability of calcium bisacetyl homotaurine, a GABA agonist, to prevent relapse in weaned alcoholics. Lancet I: 1014–1016

Lhuintre JP, Moore N, Tran G, Steru L, Langrenon S, Daoust M, Parot Ph, Ladure Ph, Libert C, Boismare F, Hillemand B (1990): Acamprosate appears to decrease alcohol intake in weaned alcoholics. Alcohol 25: 613–622

Lindberg S, Agren G (1988): Mortality of swedish hospitalized alcoholics. Br J Addict 83: 1193–1200

Lishman WA (1990): Alcohol and the brain. Br J Psychiatry 156: 635–644

Littleton J (1995): Acamprosate – how does it work? Addiction 90: 1179–1188

Loew D (1996): Pharmacokinetics of thiamine derivates especially of benfotiamine. Int J Clin Pharmacol Ther 34: 47–50

Lôo H, Malka R, Defrance R, Barrucand D, Benard JY, Niox-Rivère H, Raab A, Sarda A, Vachonfrance G, Kamoun A (1988): Tianeptine and amitryptiline. Controlled double-blind trial in depressed alcoholic patients. Neuropsychobiology 19: 79–85

Loosen PT (1985): The TRH-induced TSH-response in psychiatric patients: a possible neuroendocrine marker. Psychoneuroendocrinology 10: 237–260

Lovinger DM (1996): Ethanol and the NMDA receptor: implications for intoxication, tolerance, dependence, and alcoholic brain damage. In: Soyka M (ed): Acamprosate in Relapse Prevention of Alcoholism. Berlin Heidelberg New York: Springer: 1–16

Lucey JV, Dinan TG (1992): Orofacial dyskinesia and the alcohol dependence syndrome. Psychol Med 22: 79–83

Lucey MR, Beresford TP (1992): Alcoholic liver disease: to transplant or not transplant? Alcohol Alcoholism 27: 103–108

Maier W, Linden M, Sartorius N (1996): Psychische Erkrankungen in der Allgemeinpraxis. Dt. Ärzteblatt 93: B-947–950

Majumdar SK, Shaw GK, Thomson AD (1981): Thyroid status in chronic alcoholics. Drug Alcohol Depend 7: 81

Majumdar SK (1990): Chlormethiazole: Current status in the treatment of the acute ethanol withdrawal syndrome. Drug Alcohol Depend 27: 201–207

Malcolm R, Anton RF, Randall CL, Johnston A, Brady K, Thevos A (1992): A placebo-controlled trial of buspirone in anxious inpatient alcoholics. Alcohol Clin Exp Res 16: 1007–1013

Malec E, Malec T, Gagné MA, Dongier M (1996): Buspirone in the treatment of alcohol dependence: a placebo-controlled trial. Alcohol Clin Exp Res 20: 307–312

Malka R, Loo H, Ganry H, Souche A, Marey C, Kamoun A (1992): Long-term administration of tianeptine in depressed patients after alcohol withdrawal. Br J Psychiatry 160: 66–71

Marsano L, McCain CJ (1992): Nutritional support in alcoholic liver disease. In: Watson RR, Watzl B (eds): Nutrition and alcohol. Boca Raton: CRC Press: 385–402

Martin PR, Adinoff B, Eckardt MJ et al (1989): Effective pharmacotherapy of alcoholic amnestic disorder with fluvoxamine: preliminary findings. Arch Gen Psychiatry 46: 617–621

Martin PR, Adinoff B, Lane E, Stapleton JM, Bone GAH, Weingartner H, Linnoila M, Eckhardt MJ (1995): Fluvoxamine treatment of alcoholic amnestic disorder. Eur Neuropsychopharmacol 5: 27–33

Mason BJ, Kocsis JH (1991): Desipramine treatment of alcoholism. Psychopharmacology Bull 27: 155–161

Mason BJ, Kocsis JH, Ritvo EC, Cutler RB (1996): A double-blind, placebo-controlled trial of desipramine for primary alcohol dependence stratified on the presence or absence of major depression. JAMA 275: 761–767

Mason BJ, Ritvo EC, Morgan RO, Salvato FR, Goldberg G, Welch B, Mantero-Atienza E (1994): A double-blind, placebo-controlled pilot study to evaluate the efficacy and safety of oral nalmefene HCL for alcohol dependence. Alcohol Clin Exp Res 18: 1162–1167

Matussek (1958): Zwang und Sucht. Nervenarzt 29: 452–456

McCaul ME (1996): Efficacy of naltrexone for alcoholics with and without comorbid opiate or cocaine dependence. Paper given at the symposion „International Update: new findings on promising medications". Joint Scientific Meeting 8th ISBRA congress and RSA meeting. Washington, June 25, 1996

McEntee WJ, Mair RG (1980): Memory enhancement in Korsakoff's psychosis by clonidine: further evidence for a noradrenergic deficit. Ann Neurol 7: 466–470

McGrath PJ, Nunes EV, Stewart JW, Goldman D, Agosti V, Ocepek-Welikson K, Quitkin FM (1996): Imipramine treatment of alcoholics with primary depression. A placebo-controlled clinical trial. Arch Gen Psychiatry 53: 232–240

Meert TF, Janssen PAJ (1991): Ritanserin, a new therapeutic approach for drug abuse. Part 1: Effects on alcohol. Drug Develop Res 24: 235–249

Meister P (1990): Alkoholbedingte Kardiomyopathien. Schlägt das Münchner Bierherz noch? Münch Med Wschr 132: 22–26

Merrill J, Milner G, Owens J, Vale A (1992): Alcohol and attempted suicide. Br J Addict 87: 83–89

Mertes N, Goeters Ch, Kuhmann M, Zander JF (1996): Postoperative alpha$_2$-adrenergic stimulation attentuates protein catabolism. Anesth. Analg 82: 258–263

Miller WR, Hester RK (1980): Treating the problem drinker: Modern approaches. In: Miller WR (ed): The addictive behaviors: Treatment of alcoholism, drug abuse, smoking and obesity. Oxford: Pergamon

Miller WR, Hester RK (1986): The effectiveness of alcoholism. What research reveals. In: Miller WR, Heather N (eds): Treating addictive behaviors. New York London: Plenum: 121–174

Minocha A, Barth JT, Herold DA, Gideon DA, Spiker DA (1986): Modulation of ethanol-induced central nervous system depression by ibuprofen. Clin Pharmacol Ther 39: 123–127

Moak DH, Anton RF (1995): An opel-label trial of sertraline in depressed alcoholic outpatients. Alcohol Clin Exp Res 19 (Suppl.: 17) (Abstract-Nr. 82)

Modell JG, Glaser FB, Cyr L, Mountz JM (1992a): Obsessive and compulsive characteristics of alcohol abuse and dependence. Alcohol Clin Exp Res 16: 272–274

Modell JG, Glaser FB, Mountz JM, Schmaltz S, Cyr L (1992b): Obsessive and compulsive characteristics of alcohol abuse and dependence: quantification by a newly developed questionnaire. Alcohol Clin Exp Res 16: 266–271

Mohs ME, Watson RR (1989): Changes in nutrient status and balance associated with alcohol abuse. In: Watson RR (ed): Diagnosis of alcohol abuse. Chapter 8. Boca Raton: CRC Press

Monti JM, Alterwain P (1991): Ritanserin decreases alcohol intake in chronic alcoholics. Lancet 337: 60

Mooney HB (1965): Pathologic jealousy and psychochemotherapy. Br J Psychiatry 111. 1023–1042

Morel F (1939): Une forme anatomoclinique particulière de l'alcoolisme chronique. Sclerose cortical laminaire alcoolique. Rev Neurol 71: 280

Mueller TI, Rudden S, Stout R, Recupero PR, Gordon A, Brown R (1995): Carbamazepine for alcoholic dependence – a pilot study. Alcohol Clin Exp Res 19 (Suppl.): 17A (Abstract-Nr. 84A)

Mueser K, Bellack A, Blanchard J (1992): Comorbidity of schizophrenia and substance abuse: Implications for treatment. J Consult Clin Psychol 60: 845–856

Mueser KT, Yarnold PR, Levinson DF, Singh H, Bellack AS, Kee K, Morrison RL, Yadalam KG (1990): Prevalence of substance abuse in schizophrenia: Demographic and clinical correlates. Schizophrenia Bull 16: 31–56

Murphy GE, Wetzel RD (1990): The lifetime risk of suicide in alcoholism. Arch Gen Psychiatry 47: 383–392

Murphy GE, Wetzel RD, Robins E, McEvoy L (1992): Multiple risk factors predict suicide in alcoholism. Arch Gen Psychiatry 49: 459–463

Naber M, Franz W, Overbeck W (1991): Besonderheiten des Alkoholentzugsdelirs beim chirurgischen Patienten und Hinweise zur Behandlung. Chirurg 62: 133–137

Naeije R, Franken D, Jakobovitz D, Flament-Durand J (1978): Morel's laminar sclerosis. Eur Neurol 17: 155

Nalpas B, Feitelson M, Brèchot C, Rubin E (1995): Alcohol, hepatotropic viruses and hepatocellular carcinoma. Alcohol Clin Exp Res 19: 1089–1095

Nanji AA, Khwaja S, Tahan SR, Sadrzadeh SMH (1994): Plasma levels of a novel noncyclooxygenase-derived prostanoid (8-isoporstane) correlate with severity of live injury in experimental alcoholic liver disease. J Pharmacol Exp Ther 26: 1280–1285

Naranjo CA, Poulos CX, Bremner KE, Lanctôt KL (1992): Citalopram decreases desirability, liking, and consumption of alcohol in alcohol-dependent drinkers. Clin Pharmacol Ther 51: 729–739

Naranjo CA, Poulos CX, Lanctôt L, Bremner KE, Kwok M, Umana M (1995): Ritanserin, a central 5-HT_2-antagonist, in heavy social drinkers: desire to drink, alcohol intake and related effects. Addiction 90: 893–905

Naranjo CA, Sellers EM, Roach CA, Woodley DV, Sanchez-Craig M, Sykora K (1984): Zimelidine-induced variations in alcohol intake by non-depressed heavy drinkers. Clin Pharmacol Ther 35: 374–381

Naranjo CA, Sellers EM, Sullivan JT, Woodley DV, Kadlec K, Sykora K (1987): The serotonine uptake inhibitor citalopram attenuates ethanol intake. Clin Pharmacol Ther 41: 266–274

Naranjo CA, Kadlec KE, Sanhuezza P, Sellers EM (1990): Fluoxetine differentially alters alcohol intake and other consumatory behaviors in problem drinkers. Clin Pharmacol Ther 47: 490–498

Noordsy DL, Drake RE, Teague GB, Osher FC, Hurlburt SC, Beaudett MC, Paskus TS (1992): Subjektive Erfahrungen Schizophrener mit Alkoholkonsum. In: Schwoon DR, Krausz M (Hrsg): Psychose und Sucht: Krankheitsmodelle, Verbreitung, therapeutische Ansätze. Freiburg: Lambertus: 95–104

Nunes EV, McGrath PJ, Quitkin FM, Stewart JW, Harrison W, Tricamo E, Ocepete-Welikson K (1993): Imipramine treatment of alcoholism with comorbid depression. Am J Psychiatry 150: 963–965

Nutt DJ, Lister RG, Rusche D, Bonetti EP, Reese RE, Rufener R (1988): Ro 15-4513 does not protect rats against the lethal effects of ethanol. Eur J Pharmacol 151: 127–129

O'Malley SS, Jaffe AJ, Chang G, Schottenfeld RS, Meyer RE, Rounsaville BJ (1992): Naltrexone and coping skills therapy for alcohol dependence: a controlled study. Arch Gen Pschiatry 49: 881–887

O'Malley SS (1995): Integration of opioid antagonists and psychosocial therapy in the treatment of narcotic and alcohol dependence. J Clin Psychiatry 56 (Suppl. 7): 30–38

O'Malley SS, Jaffe AJ, Chang G, Rode S, Schottenfeld R, Meyer RE, Rounsaville B (1996): Six-month follow-up of naltrexone and psychotherapy for alcohol dependence. Arch Gen Psychiatry 53: 217–224

Oh SJ (1976): Alcoholic myopathy, electrophysiological study. Electromyogr Clin Neurophysiol 16: 205–218

Olbrich R, Watzel H, Völter M, Siedow H (1991): Lithium in der Behandlung chronischer Alkoholkranker mit zerebralen Schädigungen – eine kontrollierte Studie. Nervenarzt 62: 182–186

Olivera AA, Kiefer MW, Manley NK (1990): Tardive dyskinesia in psychiatric patients with substance abuse. Am J Alcohol Abuse 16: 57–66

Ollat H, Parvez H, Parvez S (1988): Alcohol and central neurotransmission. Neurochem Int 3: 275–300

Ottenjann R, Hammersen F, Bräuer H (1990): Exempla gastroenterologica: Bildatlas zur funktionellen Morphologie und Pathophysiologie des Magen-Darm-Systems. München: Medical Service

Paille FM, Guelfi JD, Perkins Ac, Royer RJ, Steru L, Parto P (1995): Double-blind randomized multicenter trial of acamprosate in maintaining abstinence from alcohol. Alcohol 30: 239–247

Peiffer J (1985): Zur Frage atrophisierender Vorgänge im Gehirn chronischer Alkoholiker. Nervenarzt 56: 649–657

Peiffer J (1989): Neuropathologische Aspekte des chronischen Alkoholismus. In: Schied HW, Heimann H, Mayer K (Hrsg): Der chronische Alkoholismus. Stuttgart New York: Gustav Fischer: 103–120

Pelc I, Le Bon O, Verbanck P (1994): Acamprosate in the treatment of alcohol dependence: A six month post-detoxification study. Alcohol Clin Exp Res 18: 38A

Penick EC, Powell BJ, Campbell J, Liskow BI, Nickel EJ, Dale T M, Thomas HM, Laster LJ, Noble E (1996): Pharmacological treatment for antisocial personality disorder alcoholics: a preliminary study. Alcohol Clin Exp Ther 20: 477–484

Peters DH, Faulds D (1994): Tiapride. A review of its pharmacology and therapeutic potential in the management of alcohol dependence syndrome. Drugs 47: 1010–1032

Pettinati H, Belden P (1996): Ambulante versus stationäre Therapie bei Abhängigkeitserkrankungen: Neue Perspektiven. In: Mann K, Buchkremer G (Hrsg): Sucht: Grundlagen, Diagnostik, Therapie. Stuttgart: Gustav Fischer: 265–273

Pickens RW, Johanson C-E (1991): Craving: consensus of status and agenda for future research. Drug Alcohol Depend 30: 127–131

Pisani VC, Fawcett J, Clark DC (1993): The relative contributions of medication adherence and AA meeting attendance to abstinent outcome for chronic alcoholics. J Stud Alcohol 54: 115–119

Plauth M, Egberts EH (1993): Was ist gesichert in der Therapie der hepatischen Enzephalopathie. Internist 34: 35–42

Plinius Mair Society (1994): Guidelines on evaluation of treatment of alcohol dependence. Alcoholism 30 (Suppl)

Pond SM, Becker CE, Vandervoort R, Philips M, Bowler RM, Peck CC (1981): An evaluation of the effects of lithium in the treatment of cronic alcoholism. I. clinical results. Alcoholism 5: 247–251

Popik P, Layer RT, Fossom LH, Benveniste M, Geter-Douglas B, Witkin JM, Skolnick P (1995): NMDA antagonist properties of the putative antiaddictive drug, Ibogaine. J Pharmacol Exp Ther 275: 753–759

Powell BJ, Cambpell JL, Landon JF, Liskow BI, Thomas HM, Nickel EJ, Dale TM, Penick EC, Samuelson SD, Lacoursiere RE (1995): A double-blind, placebo-controlled study of nortriptyline and bromocriptine in male alcoholics subtyped by comorbid psychiatric disorders. Alcohol Clin Exp Res 19: 462–468

Poynard T, Lonjon I, Mathurin P, Abelle A, Musset D, Bedossa P, Aubert A, Naveau S, Chaput J-C (1995): Prevalence of cholethiasis according to alcoholic liver disease: a possible role of apolipoproteins AI und AII. Alcohol Clin Exp Res 19: 75–80

Regier DA, Boyd JH, Burke JD, Rae DS, Myers JK, Kramer M, Robins LN, Lin KG, Karno M, Locke BZ (1988): One-month prevalence of mental disorders in the United States. Arch Gen Psychiatry 45: 977–986

Regier DA, Farmer ME, Rae DS, Locke BZ, Keith SJ, Judd LL, Goodwin FK (1990): Comorbidity of mental disorders with alcohol and other drug abuse. Results from the Epidemiologic Catchment Area (ECA) Study. JAMA 264: 2511–2518

Roccatagliata G, Albano C, Maffini M, Farelli S (1980): Alcohol withdrawal syndrome: treatment with trazodone. Int Pharmacopsychiatry 15: 105–110

Rohner HG, Berges W, Wienbeck M (1982): Clomethiazole tablets induce ulcers in the esophagus. Z Gastroenterologie 20: 469–473

Roig MG, Bello F, Burguillo FJ, Cachaza JM, Kennedy JF (1991): In vitro interaction between psychotropic drugs and alcohol dehydrogenase activity. J Pharm Sci 80: 267–270

Romach MK, Sellers EM, Kaplan HL, Somer G, Sobell MC, Sobell LC (1996): Efficacy of dexfenfluramine (DEX) in the treatment of alcohol dependence. Alcohol Clin Exp Res 20 (Suppl): 90 (Abstract Nr. 520)

Rommelspacher H, Schmidt LG, May T (1991): Plasma norharman (b-carboline) levels are elevated in chronic alcoholics. Alcohol Clin Exp Res 15: 553–559

Room R, Greenfield T (1993): Alcoholics anonymous, other 12-step movements and psychotherapy in the US population, 1990. Addiction 88: 555–562

Rubenstein AE, Wineapel SF (1977): Acute hypokalemic myopathy in alcoholism. Arch Neurol 34: 553–555

Rubin E, Thomas AP (1992): Effects of alcohol on the heart and cardiovascular system. In: Mendelson JM, Mello NK (eds): Medical Diagnosis and Treatment of Alcoholism. New York: McGraw-Hill: 263–287

Rumpf KW, Henze T, Kaiser H, Kein H, Spaar U, Soballa U, Prange H, Henning HV, Scheler F (1986): Rhabdomyolyse als Komplikation des chronischen Alkoholismus. Dtsch Med Wschr 111: 379–382

Salvato FR, Mason BJ, Williams LD (1995): Sertraline treatment of depression concommitant with nalmefene treatment of alcoholism: a case study. Alcoholic Clin Exp Res 19 (Suppl): 17A (Abstract-Nr. 79)

Sandoz M, Vandel S, Vandel B, Bonin B, Allers G, Valmont R (1983): Biotransformation of amitriptyline in alcoholic depressive patients. Eur J Clin Pharmacol 24: 615–621

Sass H, Soyka M, Mann K, Zieglgänsberger W (1996): Relapse prevention by acamprosate: results from a placebo-controlled study on alcohol dependence. Arch Gen Psychiatry 53:673–680

Satel SL, Kosten TR, Schuckit MA, Fischman MW (1993): Should protracted withdrawal from drugs be included in DSM-IV? Am J Psychiatry 150: 695–704

Schenker A, Bay MK (1995): Alcohol and endotoxin: another path to alcoholic liver injury? Alcohol Clin Exp Res 19: 1364–1366

Schettler G (1995): Alkohol und Fettstoffwechsel. In: Seitz HK, Lieber CS, Simanowski UA (Hrsg): Handbuch Alkohol Alkoholismus Alkoholbedingte Organschäden. Leipzig Heidelberg: Johann Ambrosius Barth: 149–166

Schied HW, Mann K (1989): Die Behandlung des Delirium tremens und des Alkoholentzugssyndroms. In: Schied HW, Heimann H, Mayer K (Hrsg): Der chronische Alkoholismus. Grundlagen, Diagnostik, Therapie. Stuttgart New York: Gustav Fischer: 285–300

Schlüter-Dupont (1990): Alkoholismustherapie. Pathogenetische, psychodynamische, klinische und therapeutische Grundlagen. Stuttgart New York: Schattauer

Schmidt LG (1996): Neurobiologische Mechanismen bei Suchterkrankungen. Psycho 22: 402–407

Schmidt LG, Dufeu P, Kuhn S, Rommelspacher H (1995): Relapse prevention in alcoholics with an anticraving drug treatment: first results of the Berlin study. Pharmacopsychiatry 27: 21–23

Schmidt St, Greil W (1987): Carbamazepin in der Behandlung psychiatrischer Erkrankungen. Nervenarzt 58: 719–736

Scholz E, Diener CH (1989): Alkoholschäden an peripheren Nerven und Kleinhirn. In: Schied HW, Heimann H, Mayer K (Hrsg): Der chronische Alkoholismus. Stuttgart New York: Gustav Fischer: 141–154

Scholz H (1980): Das Ausfallsyndrom nach Unterbrechung der Alkoholabhängigkeit. Fortschr Neurol Psychiatr 50: 279

Schottenfeld RS, O'Malley SS, Smith L et al (1989): Limitation and potential hazards of MAOIs in the treatment of depressive symptoms in abstinent alcoholics. Am J Drug Alcohol Abuse 15: 339–344

Schuckit MA (1985): The clinical implication of primary diagnostic groups among alcoholics. Arch Gen Psychiatry 42: 1043–1049

Schuckit MA (1995): Drug and alcohol abuse. A clinical guide to diagnosis and treatment, forth edition. New York London: Plenum Medical Book Company

Schuckit MA, Tipp JE, Anhenelli RM, Bucholz KK, Hesselbrock VM, Nurnberger JI (1996): Anorexia Nervosa and Bulimia Nervosa in alcohol-dependent men and women and their relatives. Am J Psychiatry 153: 74–82

Schwoon DR (1992): Therapeutische Anforderung an die Behandlung von Patienten mit Doppelproblematik. In: Schwoon DR, Krausz M (Hrsg): Psychose und Sucht: Krankheitsmodelle, Verbreitung, therapeutische Ansätze. Freiburg: Lambertus: 133–142

Seitz HK, Lieber CS, Simanowski UA (Hrsg) (1995): Handbuch Alkohol Alkoholismus Alkoholbedingte Organschäden. Leipzig Heidelberg: Johann Ambrosius Barth

Sellers EM, Kalant H (1976): Alcohol intoxication and withdrawal. N Engl J Med 294: 757–762

Sellers EM, Naranjo CA, Harrison M, Devenyi P, Roach C, Sykora K (1983): Diazepam loading: simplified treatment of alcohol withdrawal. Clin Pharmacol Ther 34: 822–826

Sellers EM, Toneatto T, Romach MK, Somer GR, Sobell LC, Sobell MB (1994): Clinical efficacy of the 5-Ht$_3$ antagonist ondansetron in alcohol abuse and dependence. Alcohol Clin Exp Res 18: 879–885

Shaffer JW, Freinek WR, Wolf S, Foxwel NH, Kurland AA (1964): Replication of a study of nialamide in the treatment of convalescing alcoholics with emphasis on prediction of response. Curr Ther Res 6: 521–531

Shaw JM, Kolesar GS, Sellers EM, Kaplan HL, Sandor P (1981): Development of optimal treatment tactics for alcohol withdrawal: I. assessment and effectiveness of supportive care. J Clin Psychopharmacol 1: 382–389

Sillanpää M (1987): Das klinische Profil von Carbamazepin. Nutzen, Risiken und Optimierung der Therapie. In: Krämer G, Hopf HC (Hrsg): Carbamazepin in der Neurologie. Stuttgart New York: Thieme: 93–106

Siris SG (1990): Pharmacological treatment of substance-abusing schizophrenic patients. Schizophrenia Bull 16: 111–122

Siris SG, Docherty JP (1990): Psychosocial management of substance abuse in schizophrenia. In: Herz MI, Keith SJ, Docherty JP (eds): Handbook of schizophrenia, vol 4: Psychosocial treatment of schizophrenia. Amsterdam: Elsevier: 339–354

Sobell MB, Sobell LC (1976): Second year treatment outcome of alcoholics treated by individualized behavior therapy: results. Behav Res Ther 14: 195–215

Soni SD, Bamrah JS, Krska J (1991) Effects of alcohol on serum fluphenazine levels in stable chronic schizophrenics. Hum Psychopharmacol 84: 272–276

Sonne SC, Brady KT, Morton A (1994): Substance abuse and bipolar affective disorder. J Nerv Ment Dis 182: 349–352

Soyka D (1993): Neurologische Manifestationen hämatologischer Erkrankungen. Nervenheilkunde 12: 110–114

Soyka M (1994): Sucht und Schizophrenie. Nosologische, klinische und therapeutische Fragestellungen. 1. Alkoholismus und Schizophrenie. Fortschr Neurol Psychiat 62: 71–87

Soyka M (1995): Die Alkoholkrankheit – Diagnostik und Therapie. Weinheim London: Chapman & Hall

Soyka M (1995): Naltrexon in der Behandlung von Abhängigkeitserkrankungen. Psychopharmakotherapie 3: 110–114

Soyka M (1996): Clinical efficacy of acamprosate in the treatment of alcoholism. In: Soyka M (ed): Acamprosate in Relapse Prevention of Alcoholism. Berlin Heidelberg New York: Springer: 155–171

Soyka M, Ackenheil M, Sanktjohanser A (1995): Wertigkeit des Carbohydrate-Deficient Transferrin als Alkoholismusmarker: Befunde an stationären Patienten einer speziellen Entgiftungsstation. In: Soyka M (Hrsg): Biologische Alkoholismusmarker. Weinheim London: Chapman & Hall: 157–166

Soyka M, Albus M, Finelli A, Hofstetter M, Holzbach R, Immler B, Kathmann N, Sand P (1993): Prevalence of alcohol and drug abuse in schizophrenic inpatients. Eur Arch Psychiatry Clin Neurosci 242: 362–372

Soyka M, Botschev C, Völcker A (1992): Neuroleptic treatment in alcohol hallucinosis – no evidence for increased seizure risk. J Clin Psychopharmacol 12(1): 66–67

Soyka M, Hollweg M, Naber D (1996): Alkoholabhängigkeit und Depression. Nervenarzt 67: 896–904

Soyka M, Kirchmayer C, Kotter G, John C, Löhnert E, Möller HJ (1997): Neue Möglichkeiten der Therapie und Rehabilitation alkoholabhängiger Patienten – Katamnestische Untersuchungen zur Effizienz ambulanter Entwöhnungstherapien am Beispiel einer Modelleinrichtung. Fortsch Neurol Psychiater (im Druck)

Soyka M, Lutz W, Kauert G, Schwarz A (1989): Epileptic seizures and alcohol withdrawal: Significance of additional use (and misuse) of drugs and electroencephalographic findings. J Epilepsy 2: 109–113

Soyka M, Naber G, Völcker A (1991): Prevalence of delusional jealousy in different psychiatric disorders – an analysis of 93 cases. Br J Psychiatry 158: 549–553

Soyka M, Reif F-J, Völkl G (1992): Häufigkeit und klinische Relevanz der Hypokaliämie bei chronischem Alkoholismus. In: Holtmeier HJ (Hrsg): Kalium – Analytik, Pathophysiologie und Klinik des Kaliumstoffwechsels des Menschen. Stuttgart: Wissenschaftliche Verlagsgesellschaft: 159–169

Soyka M, Sand P (1995): Successful treatment with Flupenthixol in a patient with both schizophrenia and alcoholism. Pharmacopsychiatry 28: 64–65

Soyka M (1995): Das Othello-Syndrom. Eifersucht und Eifersuchtswahn als Symptom psychischer Störungen. Fortschr Neurol Psychiatr 63: 487–494

Spanagl R, Zieglgänsberger W (1996): Sucht im Tiermodell: Wirksamkeit von Acamprosat. Nervenheilkunde 15: 469–472

Starzl TE, Van Thiel DH, Tzakis AG, Iwatsuki S, Todo S, Marsh W, Koneru B, Stacshek S, Steiver A, Gordon RD (1988): Orthopic liver transplantation for alcoholic cirrhosis. JAMA 260: 2542–2544

Sterns RH, Riggs JE, Schochet SS (1986): Osmotic demyelination syndrome following correction of hyponatremia. N Engl J Med 314: 1535–1542

Stockley IH (1994): Drug interactions: a source book of adverse intractions, their mechanisms, clinical importance and management. 3. ed. Oxford: Blackwell Science Ltd: 15–45

Stolberg-Stolberg Graf zu H (1982): Die Behandlung depressiver Syndrome bei chronischem Alkoholismus mit Trazodon. Therapiewoche 32: 1397–1399

Süß H-M (1995): Zur Wirksamkeit der Therapie bei Alkoholabhängigen: Ergebnisse einer Meta-Analyse. Psychol Rundschau 46: 248–266

Swift RM, Whelihan W, Kuznetsov O, Buongiorno G, Hsuing H (1994): Naltrexone-induced alterations in human ethanol intoxication. Am J Psychiatry 151: 1463–1467

Tallaksen CME, Bohmer T, Bell H (1992): Blood and serum thiamin and thiamin phosphate esters concentrations in patients with alcohol dependence syndrome before and after thiamin treatment. Alcohol Clin Exp Res 16: 320–325

Tempesta E, Janiri L, Bignami A (1994): The effectiveness and safety of calcium-acetylhomotaurinate (acamprosate) on the mainetace and abstinence in weaned alcoholics. Vortrag auf dem 7. Kongreß der Arbeitsgemeinschaft Europäischer Psychiater, 18.–22. 9. 1994, Kopenhagen

Tenner SM, Steinberg W (1993): The admission serum lipase: amylase ratio differentiates alcoholic from nonalcoholic acute pancreatitis. Am J Gastroenterol 87: 1755–1758

Teyssen S, Singer MV (1996): Wirkung von Alkohol und alkoholischen Getränken auf den Magen und das Pankreas. Klinikarzt 7/8: 209–215

Thaler H (1977): Voraussetzungen für den alkoholischen Leberschaden. Therapiewoche 27: 6580

Thome J, Wiesbeck GA, Vince GH (1994): Carbamazepin in der Behandlung des Alkoholentzugssyndroms – Eine Übersicht zum aktuellen Forschungsstand. Fortschr Neurol Psychiat 62: 125–133

Tiihonen J, Ryynänen O-O, Kauhanen J, Kauhanen J, Hakola HPA, Salaspuro M (1996): Citalopram in the treatment of alcoholism: a double-blind placebo-controlled study. Pharmacopsychiatry 29: 27–29

Tollefson GD (1989): Serotonin and alcohol: interrelationships. Psychopathology 22 (Suppl 1): 37–48

Tollefson GD (1991): Anxiety and alcoholism: a serotonin link. Br J Psychiatry 159 (Suppl 12): 34–49

Tollefson GD, Montague-Clouse J, Tollefson SL (1992): Treatment of comorbid generalized anxiety in a recently detoxified alcoholic population with a selective serotonergic drug (buspirone). J Clin Psychopharmacol 12: 19–26

Tsai G, Gastfriend DR, Coyle JT (1995): The glutamateric basis of human alcoholism. Am J Psychiatry 152: 332–340

Tsuang JW, Irwin MR, Smith TL, Schuckit MA (1994): Characteristics of men with alcoholic hallucinosis. Addiction 89: 73–78

Tsueda K, Loyd GE, Heine MF, Duque F, Haas JE, Stocking JE (1995): Opiates in ethanol withdrawal. Anesth Analg 81: 874–877

Turner C, Anderson P (1990): Is alcohol a carcinogenic risk? Br J Addict 85: 1409–1415

Vaillant GE (1983): The natural history of alcoholism. Causes, patterns and paths to recovery. Cambridge London: Harvard University Press

Vaillant GE (1996): A long-term follow-up of male alcohol abuse. Arch Gen Psychiatry 53:243–249

Van Thiel DH, Bonet H, Gavaler J, Wright HI (1995): Effect of alcohol use on allograft rejection rates after liver transplantation for alcoholic liver disease. Alcohol Clin Exp Res 19: 1151–1155

Veltrup C (1994): Erfassung des „Craving" bei Alkoholabhängigen mit Hilfe eines neuen Fragebogens (Lübecker Craving-Risiko-Rückfall-Fragebogen): Wien Klin Wschr 106: 75–79

Veltrup V, Wetterling T (1996): Die psychometrische Erfassung des Craving bei entzugsbehandelten Alkoholabhängigen. In: Mann K, Buchkremer G (Hrsg): Sucht. Grundlagen Diagnostik Therapie. Stuttgart: Gustav Fischer: 195–202

Victor M (1992): The effects of alcohol on the nervous system. In: Mendelson JH, Mello NK (eds): Medical diagnosis and treatment of alcoholism. New York: McGraw-Hill: 201–262

Victor M, Laurenco R (1978): Neurologic complications of alcohol abuse: epidemiologic aspects. Adv Neurol 19: 603–617

Volpicelli JR, Alterman AI, Hayashida M, O'Brien CP (1992): Naltrexone in the treatment of alcohol dependence. Arch Gen Psychiatry 49: 876–880

Volpicelli JR, Watson NT, King AC, Sherman CE, O'Brien CP (1995): Effect of naltrexone on alcohol „high" in alcoholics. Am J Psychiatry 152: 613–615

Walter GF (1978): Marchiafava-Bignami-disease. Arch Psychiat Nervenkr 226: 75

Wanless IR, Medline A, Phillips MJ (1981): Pathology of the hepatic vasculature including hepatic vascular tumors. In: Lautt W (ed): Hepatic Circulation in Health and Disease. New York: Raven Press: 257–281

Weltgesundheitsorganisation: Internationale Klassifikation psychischer Störungen Kapitel V (F), 2. Auflage Übersetzt und herausgegeben von H Dilling, W Mombour, MH Schmidt. Bern Göttingen Toronto Seattle: Verlag Hans Huber: 1993

Wessel K (1989): Symptomatologie der Alkoholfolgekrankheiten. In: Schied HW, Heimann H, Mayer K (Hrsg): Der chronische Alkoholismus. Stuttgart New York: Gustav Fischer: 95–102

Wetterling T (1994): Delir – Stand der Forschung. Fortschr Neurol Psychiatr 62: 280–289

Wetterling T, Veltrup C, Junghanns K (1996): Craving – ein ausreichend fundiertes Konzept? Fortschr Neurol Psychiatr 64: 142–152

Whitfield CL, Thompson G, Lang A, Spencer V, Pfeiffer M, Browning-Ferrando M (1978): Detoxification of 1024 alcoholic patients without psychoactive drugs. JAMA 293: 1409–1410

Whitworth AB, Fischer F, Lesch OM, Nimmerrichter A, Oberbauer H, Platz T, Potgieter A, Walter H, Fleischhacker WW (1996): Comparison of acamprosate and placebo in long-term treatment of alcohol dependence. Lancet 347: 1438–1442

Winokur G, Cook B, Liskow B, Fowler R (1993): Alcoholism in manic depressive (bipolar) patients. J Stud Alcohol 54: 574–576

Wittchen H-U (1990): CIDI-Manual: Einführung und Durchführungsbeschreibung. Weinheim: Beltz Test

Wittchen H-U, Essau CA, v Zerssen D, Krieg J-C, Zaudig M (1992): Lifetime and six-month prevalence of mental disorders in the Munich follow-up study. Eur Arch Psychiatry Clin Neurosci 241: 247–258

Woelk H (1995): Die Therapie der diabetischen und alkoholischen Neuropathie mit Benfotiamin-Vitamin-B-Präparaten. In: Federlin K (Hrsg): Polyneuropathien: Symposion „Interdisziplinäre Aspekte der peripheren und autonomen Neuropathien", Juni 1994, Giessen. Stuttgart: Thieme

Wolk-Wassermann D (1987): Contacts of suicidal alcohol and drug abuse patients and their significant others with public care institutions before the suicide attempt. Acta Psychiatr Scand 76: 394–405

Wrobel N, Thalkofer S, Koeppel C (1991): Clonidintherapie beim Alkoholentzugssyndrom bei Intensivpatienten. Intensiv Notfallbehandlung 16: 113–116

Young LD, Keeler MH, Martin M (1977): Sobering data on lithium in alcoholism. Lancet 2: 481–482

Stichwortverzeichnis

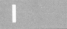